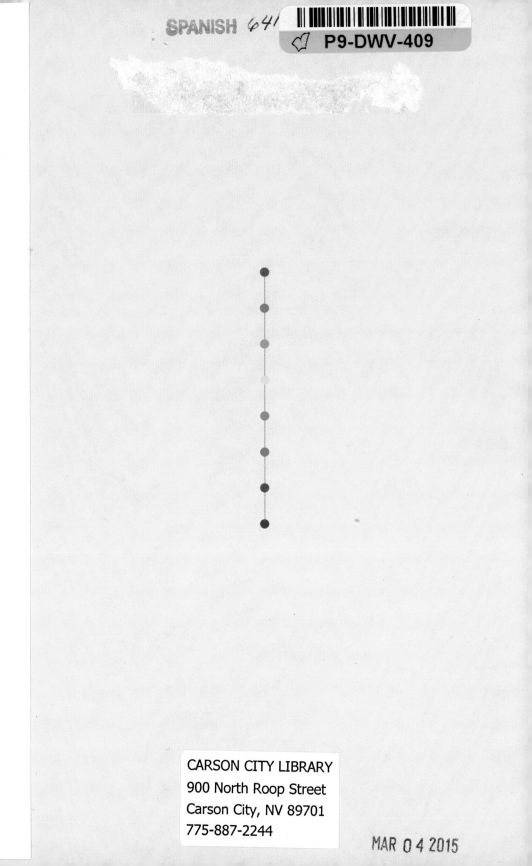

Las recetas de @SaschaFitness

Obra editada en colaboración con Editorial Planeta Venezolana - Venezuela

Fotografía de portada y de recetas: Florencia Alvarado
Imágenes internas: Florencia Alvarado: 13, 16, 27, 30, 39, 43, 46, 48-49, 50, 53, 237, 238 (inferior), 239 (del medio e inferior)
Stock. XCHING: 18, 22, 23, 24, 25, 26, 28, 29, (superior e inferior), 34, 36, 37, 38, 40, 41, 42, 236, 238 (superior), 239 (superior), 240 (las tres imágenes), 241

Producción fotográfica: Marinela Acevedo
Diseño, diagramación e ilustraciones: Eduardo Aguilera
Retoque y calibración de imágenes: Dennis Frank

© 2013, Sascha Barboza
© 2013, Editorial Planeta Venezolana - Venezuela

Derechos reservados

© 2014, Editorial Planeta Mexicana, S.A. de C.V.
Bajo el sello editorial PLANETA M.R.
Avenida Presidente Masarik núm. 111, 2o. piso
Colonia Chapultepec Morales
C.P. 11570, México, D.F.
www.editorialplaneta.com.mx

Primera edición impresa en Venezuela: noviembre de 2013
ISBN: 978-980-271-453-7

Primera edición impresa en México: junio de 2014
Primera reimpresión: septiembre de 2014
ISBN: 978-607-07-2197-7

Nota del editor: este libro no tiene la intención de sustituir la revisión médica que pueda necesitar quien lo consulte. Toda persona que piense iniciar una dieta debe consultar a un médico o proveedor de servicios de salud. El autor y la editorial no asumen ninguna responsabilidad por el uso o abuso de la información contenida en este libro.

Impreso en los talleres de Litográfica Argos, S.A. de C.V.
Av. Tlatilco núm. 78, colonia Tlatilco, México, D.F.
Impreso en México – *Printed in Mexico*

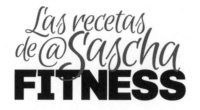

Sascha Barboza

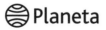

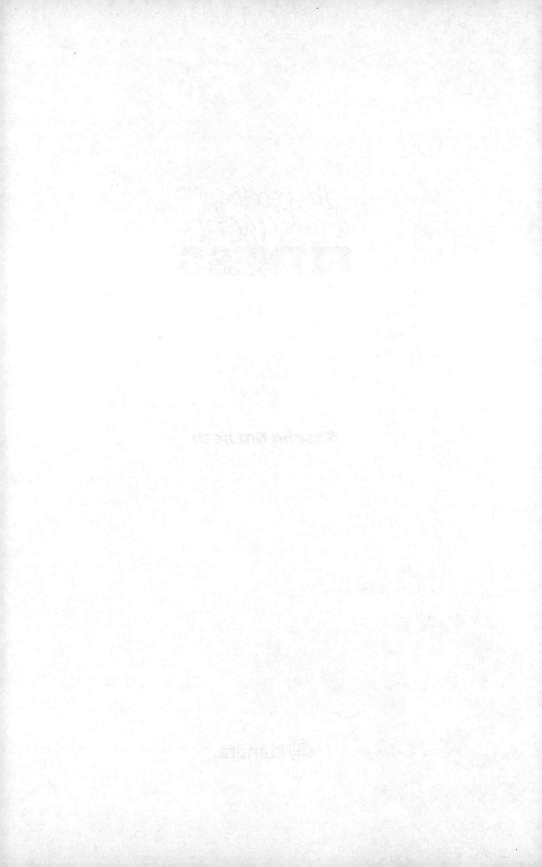

Agradecimientos

Este es un libro hecho con amor, cariño y dedicación; un libro familiar que comenzó como un sueño y se hizo realidad gracias a la ayuda de protagonistas muy especiales. En primer lugar, quiero agradecer a Dios, porque sin él, nada de esto hubiera sido posible. Él me dio las fuerzas cuando el cansancio podía más que yo, me dio la fe para seguir creyendo en esta empresa y me rodeó de gente única que a diario me colma de bendiciones. Agradezco también a mi esposo, por creer en mí, impulsarme, apoyarme cada día y motivarme a ser una mejor persona; a mi hija Avril, mi motor principal, mi inspiración, la persona cuya opinión importa más para mí; a mi mamá, mi principal modelo a seguir desde niña y quien sembró en mí el amor por la comida saludable; a mi papá, mi gota de agua, mi modelo de carácter y el hombre de mi vida, quien me inculcó la ética y la responsabilidad; a un equipo talentoso de mujeres: mi cuñada Tati (Daniela Ordóñez), una loquita que adoro y fue mi mano derecha en este proceso; mi querida suegra, quien estuvo conmigo en esos días caóticos de producción, cocinando, ayudando y asistiendo en lo que fuese necesario; mis tías y abuelas, quienes no se separaron de mi lado y me ayudaron a hacer menos estresantes estos días de trabajo. Mi agradecimiento muy especial a Ana María Simon, una pieza fundamental en este rompecabezas, la amiga que me dio la llave para entrar.

Gracias a mis fieles seguidores, personas que me han entregado un cariño incondicional y creen en mí día a día, y gracias también a Mariana Marczuk y a Lourdes Morales por permitirme materializar este sueño.

Me siento muy satisfecha de haber elaborado este libro para ustedes, mis queridos lectores, y me hace feliz imaginar que mi hija Avril lo verá en un futuro y se sentirá orgullosa de mí.

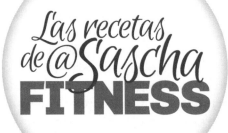

Índice de contenidos

Conoce tu cuerpo

Alimentación

Ejercicios

Recetas base

Desayunos

Platos salados

Meriendas y postres

Bonustracks

Introducción

Somos lo que comemos. Sí, ya sé que es una frase trillada y repetida hasta el cansancio, pero es la pura verdad. El estilo de vida *fitness*, que más que una moda es un modo, promueve una alimentación saludable en la que 90% de lo que consumes proviene de alimentos naturales no procesados, preparados por ti, y el restante 10% engloba todas aquellas "chucherías" y placeres que a todos nos gustan pero que debemos controlar para alcanzar el equilibrio. ¿Qué crees que va a reconocer mejor tu cuerpo? ¿Algo de la naturaleza, como una fruta, un vegetal o un grano, o algo que viene en un paquete lleno de químicos e ingredientes que ni sabes pronunciar? ¡Sabes la respuesta!

El *fitness* es un matrimonio inseparable entre el ejercicio y la buena alimentación. Todo lo que comes genera una respuesta hormonal y química en tu cuerpo, que bien puede ayudarte a perder grasa, bajar niveles de colesterol y triglicéridos o estimular la acumulación de grasa y otros índices negativos que te harán más propenso a enfermedades y padecimientos. Lo que comes puede ser tu peor veneno o tu mejor medicina preventiva.

Desde pequeña, me ha gustado estar activa. Bailé flamenco durante diez años y moverme me hace sentir bien, no importa si es entrenando con pesas, en la caminadora, haciendo ejercicios pliométricos (rápidos y potentes), bailando o en una clase de *hot* yoga. La conexión entre cuerpo y mente que se alcanza al hacer una actividad física es increíble, y se traduce en el fortalecimiento de la mente y del espíritu, en una inyección de confianza y seguridad y en la práctica diaria de la disciplina y el autocontrol.

Mi intención es enseñarte que sí es posible comer saludable y delicioso. No te diré qué hacer, sino por qué hacerlo. La información es poder y estamos ante un momento de interés creciente por volver a lo natural, saber de nutrición y entrenar nuestro cuerpo. El *fitness* no es el estereotipo del hombre fisicoculturista, va más allá de un salón de máquinas en un gimnasio y se adapta a la personalidad de cualquiera.

Hay muchas formas de mantenerte activo y de comer saludable, así como habrá días en que todo se haga más difícil y otros en los que tu cuerpo te sorprenderá con buenos resultados. Lo importante es tener un cuerpo saludable, que potencie tu calidad de vida. ¡La buena alimentación es la vía para lograrlo!

Con este compendio de recetas deliciosas y sanas, que incluyen desde una rica ensalada hasta un pastel de *brownie light*, tu camino hacia el *fitness* se hará más sencillo. Las reuní y edité para ti, a partir del contenido que deposito en mis perfiles de Instagram y Twitter a diario. Ahora es un libro que puedes dejar abierto en la cocina para consultar en cada una de tus preparaciones. Con cada bocado, comprenderás que comer sano también puede ser delicioso.

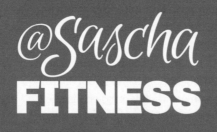

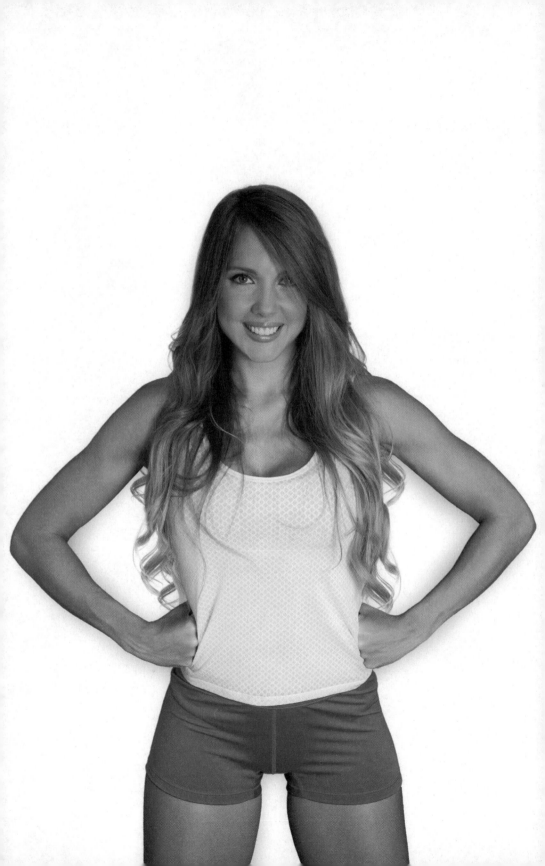

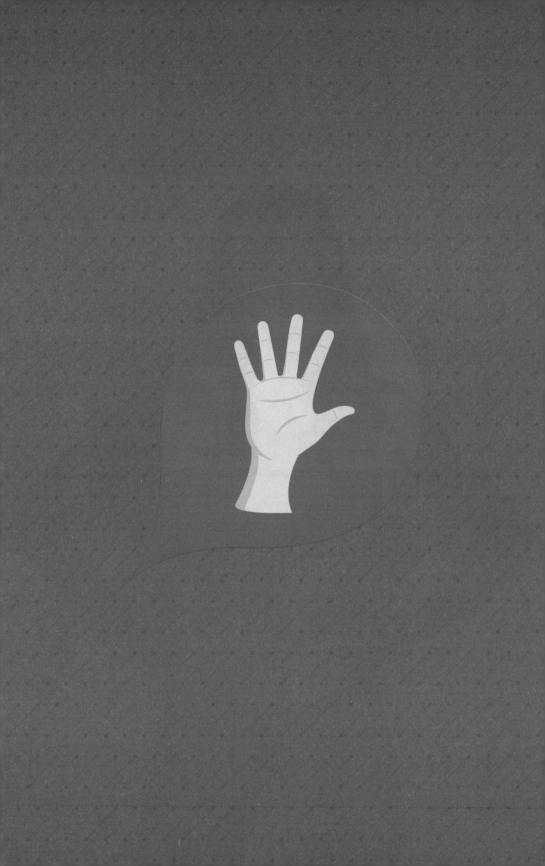

Capítulo 1

Lo primero que debes conocer de tu cuerpo

Todos podemos aumentar nuestro potencial para quemar grasa y mantenernos tonificados. Lo único que no podemos controlar es nuestra genética: biotipo y hormonas, por ejemplo. Pero mediante técnicas de entrenamiento con pesas y actividad cardiovascular, más una cuidada selección de alimentos, lograremos nuestra meta.

Los biotipos

Cada cuerpo es un mundo, y por eso es necesario informarnos para luego adaptar el entrenamiento y la alimentación según nuestros requerimientos particulares. Existen tres clases de biotipo:

Ectomorfo. Es la persona delgada, con muy poca grasa corporal y poca masa muscular. Tiene el metabolismo muy rápido y le cuesta aumentar de peso. Sus músculos son largos y delgados. Su dieta debe ser alta en carbohidratos.

Mesomorfo. Reúne las mejores condiciones para aumentar masa muscular. Su caja torácica es amplia y con forma de "V". Está genéticamente dotada para el fisicoculturismo. Por lo general es atlética y tiene un metabolismo regular.

Endomorfo. Aumenta de peso fácilmente, pero no sólo en masa sino también en grasa. Presenta un metabolismo más lento y por esto debe moderar los carbohidratos y consumirlos sólo en la mañana o antes de entrenar.

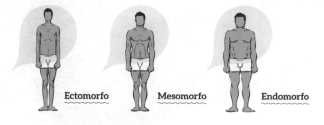

Ectomorfo   Mesomorfo   Endomorfo

El metabolismo

Cuando hablamos de metabolismo nos referimos a una serie de reacciones químicas que ocurren en las células del organismo. A modo sencillo: es la cantidad de energía, es decir, calorías, que tu cuerpo quema para mantener las funciones vitales. Las calorías no sólo se queman en actividades como caminar o entrenar, también en cosas básicas que nos mantienen vivos, como hacer la digestión, pensar y dormir.

No todos tenemos el mismo metabolismo. Hay quienes nacen con uno más rápido, pero estas personas suelen ser la excepción. Si tienes mayor cantidad de masa muscular, quemarás más calorías al día porque tu cuerpo deberá generar un gasto energético importante para mantenerla, lo que se traduce en un metabolismo acelerado. Si, en cambio, tienes mayor índice de grasa que de masa muscular, es posible que tu metabolismo sea lento, pues tu cuerpo no gasta mucha energía en mantener grasa.

Dos personas pueden pesar lo mismo, pero si una tiene más peso en músculo, tendrá un me-

LENTO
A mayor índice de grasa es posible que el metabolismo sea más lento

tabolismo más rápido que aquella que tiene un índice más alto de grasa.

Acelera tu metabolismo

Existe la creencia de que saltarse las comidas contribuye a perder peso. ¡Error! Probablemente lo haga, pero es una medida nada saludable ni perdurable. Los alimentos generan un efecto térmico, lo que significa que el proceso de digestión conlleva un gasto calórico. Así, hay alimentos que cuesta más o menos digerir. Por ejemplo, para digerir la proteína el cuerpo debe quemar 30% de sus calorías. Por eso, lo más recomendable es consumir pequeñas comidas cada tres horas, pues el proceso digestivo contribuirá a acelerar el metabolismo.

El entrenamiento con pesas también lo acelera, ya que al construir masa

muscular se queman más calorías, en vista de que al cuerpo le cuesta energía mantener esa masa. Por otro lado, la actividad cardiovascular con intervalos intensos también contribuye, ya que el cuerpo debe recuperar oxígeno perdido y volver a su estado inicial.

Tu porcentaje de grasa

El calibrador es uno de los instrumentos más útiles para calcular el porcentaje de grasa y saber así la cantidad de masa magra que tenemos en el cuerpo. Te ayuda a identificar cuáles son tus áreas problemáticas y las que más progresan, además de detectar posibles desórdenes hormonales que ocasionen acumulación de grasa.

En mi experiencia como *fitness coach*, me he encontrado con los siguientes casos de personas que se ejercitan y alimentan bien, pero no obtienen el resultado deseado:

Pierdes grasa en las caderas mas no en el estómago. Esto puede significar un exceso de la hormona cortisol, y debe tratarse con una dieta alta en proteína y con ejercicios como el yoga.

Pierdes grasa en el abdomen, pero no en los pliegues subescapular y suprailíaco. Puede indicar un problema de

> **RÁPIDO**
> A mayor índice de masa muscular el metabolismo puede ser más acelerado

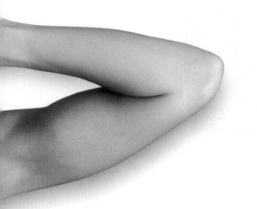

tolerancia a los carbohidratos, lo que quiere decir que generas una respuesta grande de insulina con las comidas. Esto se combate con un plan de carbohidratos de bajo índice glucémico en las mañanas, más la ingesta de aceite de pescado y ácido alfalipoico (suplemento nutricional).

Eres mujer, pierdes grasa en el abdomen, pero no en los muslos y en los tríceps. Puede implicar un exceso de la hormona estrógeno. Tu dieta debe incrementar el consumo de fibra y de vegetales crucíferos (coliflor, berro, brócoli, col son algunos alimentos ricos en azufre, que bajan los niveles de estrógeno).

Eres hombre y tienes mucha grasa en los pectorales. Puede significar una deficiencia de testosterona. En este caso, debes hacerte un chequeo médico para revisar si es adecuada la indicación de suplementos que incrementen la producción de la hormona.

Luego de repasar estos casos genéricos, tengo que recordarte que cada cuerpo es diferente, por lo que acudir al médico es indispensable.

Un hombre tiene más músculo y menos grasa que una mujer con medidas y peso similares a él

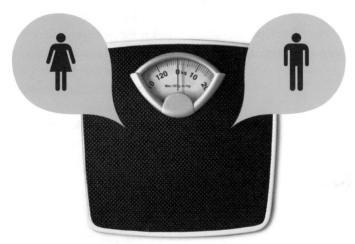

Mujeres y hombres: dos universos

No es un mito que los hombres adelgazan más rápido que las mujeres y aumentan músculo con mayor facilidad, es un hecho. Y esto ocurre por un tema netamente genético y hormonal. Un hombre tiene el doble de músculo y casi la mitad de la grasa que una mujer con proporciones afines a él.

Ambos sexos tenemos las mismas hormonas, pero en distintas proporciones. Estas controlan todo: la pérdida de grasa, el aumento de músculo, la fuerza, las emociones, los patrones de sueño y la reproducción.

Ante esta diferenciación, cabe aclarar que un hombre no debe entrenar ni comer igual que una mujer y viceversa. Aquí les muesro las comparaciones:

HOMBRE	MUJER
Tiene más testosterona, lo que los hace naturalmente fuertes y grandes. Gracias a ella, queman grasa más fácilmente.	Tiene más hormona del crecimiento o peptídica y segrega más estrógeno, que en niveles normales ayuda a aumentar músculo y a perder grasa, pero al aumentar, hace que se acumule grasa.
Quema más grasa después de hacer ejercicio.	Quema más grasa como combustible durante el ejercicio.
Tiende a acumular más grasa en el abdomen.	Tiende a acumular grasa en piernas y caderas.
Cuando el hombre entrena pesado, aumenta sus fibras musculares tipo II, también llamadas "fibras blancas", las cuales tienen poca cantidad de mioglobina*. Estas fibras son de contracción rápida y obtienen toda su energía de los carbohidratos, lo que permite el aumento de masa muscular de mayor tamaño.	Cuando la mujer entrena pesado, aumenta sus fibras musculares tipo I, también llamadas "fibras rojas", las cuales tienen mucha cantidad de mioglobina. Estas fibras son de contracción lenta y permiten trabajos de resistencia por rangos de tiempo más amplios. Se queman carbohidratos y grasas como combustible a través de sustratos aeróbicos de energía.
Se desempeña mejor en ejercicios intensos de corta duración.	Se desempeña mejor en actividades de intensidad moderada y de larga duración.
Es más fuerte y rápido.	Tiene más resistencia y tolerancia al dolor.

* La mioglobina es una hemoproteína que aporta oxígeno extra a los músculos para un nivel de actividad alto durante un periodo extenso.

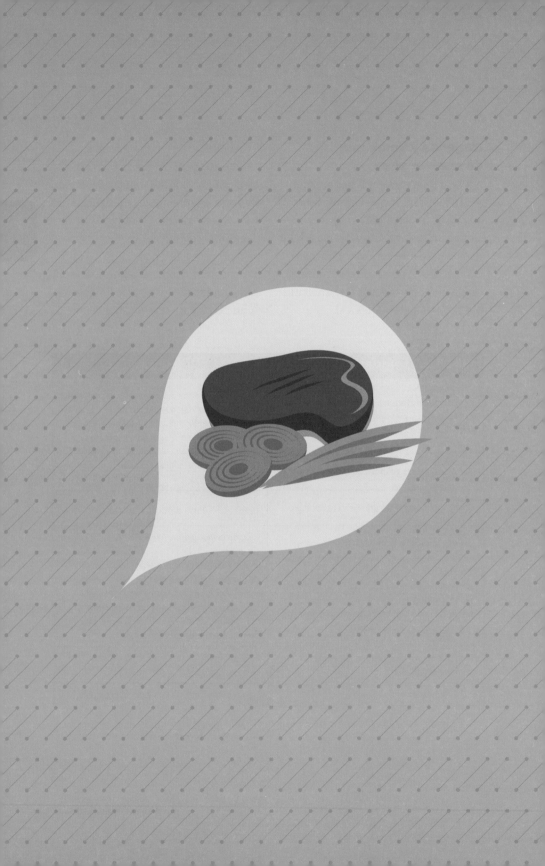

Capítulo 2

Alimentación: la gran protagonista

El ritmo agitado de la rutina hace que a veces comamos en piloto automático, sin ser conscientes de la importancia que tiene nuestra alimentación. Está comprobado que para alcanzar el peso ideal debemos destinar 70% de dedicación a comer saludablemente, lo que significa comer sano y lo menos procesado posible, y 30% al entrenamiento físico.

Para aprender a comer bien, primero hay que sincerarse. Analizar nuestra alimentación a fondo: qué comemos, si lo hacemos frente al televisor, si repetimos porciones o comemos con ansiedad, si comemos directo del paquete del producto, si nos excedemos en eventos sociales o escogemos preparaciones rápidas por estrés o flojera. Hay que comprender cómo funcionan los alimentos, qué nos aportan y cómo nos ayudan a estar sanos.

Aquí les hablaré sobre las calorías, los macronutrientes, el gluten, los superalimentos, entre otros aspectos básicos que debemos conocer para enriquecer nuestra dieta y estar en forma.

Las calorías

Una caloría en los alimentos está relacionada con la cantidad de energía que le proporciona a tu cuerpo mediante un proceso llamado respiración celular, que a su vez es un procedimiento metabólico que ocurre en las células en el que la comida y los nutrientes dan energía bioquímica que las células convierten en energía pura (molécula ATP).

Es una fórmula sencilla: si consumes más energía que la que quemas, aumentas grasa; si consumes la misma energía que gastas, te mantienes, y si quemas más que la que consumes, pierdes peso.

Pero el tema primordial con las calorías no es consumirlas en mayor o menor cantidad, sino en la calidad que estas brinden a tu organismo. Por ejemplo, no es lo mismo comer 100 kcal de pollo que 100 kcal de pan.

A su vez, las calorías no sólo se queman al momento de entrenar, sino que este proceso ocurre durante cualquier actividad: digerir los alimentos, mantener la temperatura corporal, los latidos cardíacos, caminar, comer y muchas otras acciones de nuestra rutina.

La comida es nuestra principal fuente de energía. Cada macroalimento es capaz de generar cierta cantidad de energía: 1 gramo de proteína y 1 gramo de carbohidrato contienen 4 calorías cada uno, y 1 gramo de grasa contiene 9 calorías.

Aun cuando 1 gramo de proteína y 1 gramo de carbohidrato aportan 4 calorías, hay una diferencia en cuanto a la respuesta que estas causan dentro del organismo, por lo que es imprescindible organizar la composición de nuestras comidas para generar la respuesta hormonal deseada.

> **1000 calorías = 1 kilocaloría = 1 kcal = la energía necesaria para elevar la temperatura de 1 kilo de agua a 1 °C**

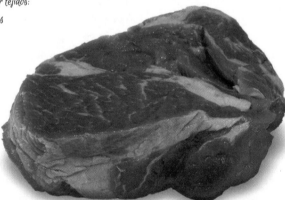

Construir y reparar tejidos: una de las funciones de las proteínas

Los macronutrientes

Son sustancias que le aportan energía al cuerpo en forma de calorías. Hay tres tipos: proteínas, grasas y carbohidratos.

Proteínas

La función principal de las proteínas, cuyo componente estructural son los aminoácidos, es la de construir y reparar tejidos, regenerar masa muscular, formar hormonas y enzimas, y contribuir a mejorar el sistema inmunológico. Son una fuente secundaria de energía cuando no hay una fuente disponible de carbohidratos ni grasas.

Podemos encontrarla en la carne, el pollo, el pescado, los huevos y en alimentos vegetarianos, como la soya. Sin embargo, la proteína animal contiene un valor biológico mayor, el cual indica la calidad de la proteína basada en el número de aminoácidos esenciales, en el nivel de absorción y uso de esta proteína en el cuerpo.

El huevo es rico en proteína, principalmente en albúmina

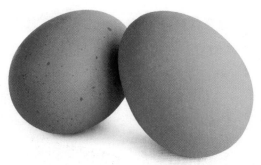

Carbohidratos

Constituyen la fuente principal de energía para el organismo. Son la gasolina que permite cumplir con todas las funciones diarias: ayuda a mantener el funcionamiento del sistema nervioso central, de los riñones, del cerebro y del corazón. Existen los simples y los complejos:

Simples. Son los monosacáridos y disacáridos, entre los que se encuentran la glucosa y fructosa, componentes encargados de endulzar muchos productos que conseguimos en el mercado. Estos azúcares sencillos tienen sabor atractivo, pero son de cuidado pues el organismo los absorbe rápidamente y segrega la hormona insulina, que estimula el apetito y favorece los depósitos de grasa.

Algunos ejemplos de hidratos de carbono simples son el azúcar, la miel, el jarabe de maple, las mermeladas, las jaleas y las golosinas. La leche, la fruta y las hortalizas también los contienen, pero distribuidos en mayor cantidad de agua.

LIMITA al mínimo el consumo de carbohidratos simples

Toronja

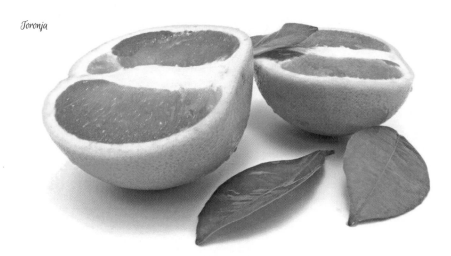

*Opta siempre por los carbohidratos integrales
en lugar de los blancos procesados*

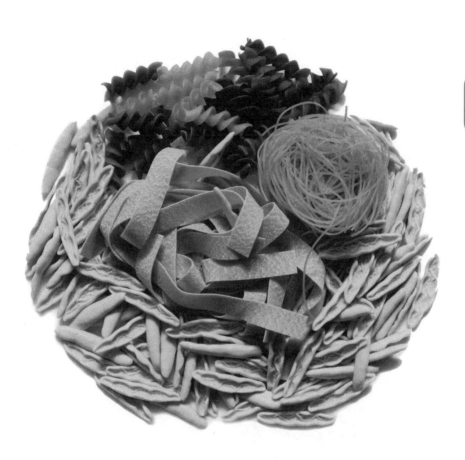

Si tu meta es perder grasa, no consumas carbohidratos simples después de entrenar, esto sólo funciona para quienes desean aumentar volumen.

Complejos. Son los polisacáridos, que son formas complejas de múltiples moléculas. El organismo utiliza la energía proveniente de estos poco a poco, por eso son de lenta absorción. Están presentes en granos como trigo, avena, centeno, cebada, harina de maíz y legumbres, así como en los alimentos derivados: pan, cereales, arroz, pastas, tortillas, etc., aunque también se incluyen en menor cantidad y con mucha fibra en algunos vegetales y verduras.

Debemos preferir estos carbohidratos ante los simples, pues no estimulan en alta medida la producción de insulina y aportan mayores nutrientes y vitaminas. Trata de consumirlos por la mañana o cerca de tus horas de entrenamiento, para poder quemarlos como energía o absorberlos a nivel muscular como reservas de glucógeno en lugar de sintetizarlos como grasa.

AVENA,
uno de
los mejores
cereales para
desayunar

Avena

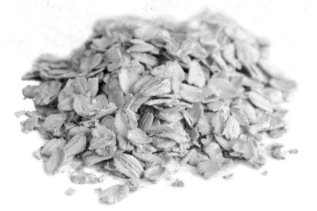

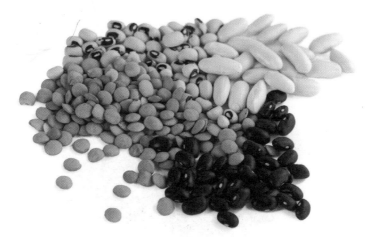

Prefiere siempre los carbohidratos complejos, de baja carga glicémica, como los granos

Granos

Grasas

Aunque muchos les temen, son necesarias para el organismo y contribuyen a un adecuado crecimiento y desarrollo. Además de aportar energía, son necesarias para obtener y absorber vitaminas, mantener las membranas celulares, regular ciertas hormonas y mejorar el funcionamiento del metabolismo. Lo ideal es consumir grasas buenas insaturadas, que hallamos en alimentos como aceite de oliva, nueces, aguacate, salmón, semillas de chía, linaza, etc.

No consumas grasas en las tres horas previas ni en las dos horas posteriores al ejercicio físico, puesto que hacen más lenta la absorción de carbohidratos por el músculo, que es necesario para reponer tus reservas de glucógeno.

Aunque varios estudios han demostrado la eficiencia de las grasas buenas para combatir y eliminar las fuentes de grasas malas, tienen alto índice calórico, por lo que se debe moderar su consumo: que las nueces no pasen de los 30 gramos por porción, una cucharada de aceite es suficiente para cada comida, 1 o 2 cucharadas de crema natural de cacahuate o almendras está bien por el día.

BUENAS
Consume grasas monoinsaturadas

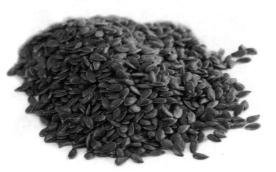

Linaza

Cacahuate

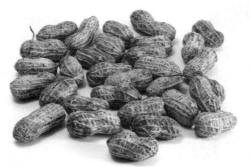

Aguacate

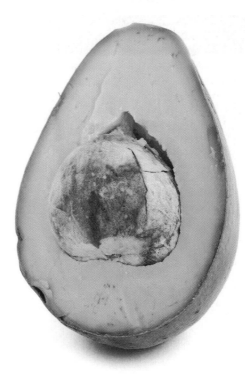

> *Aprender a manejar y controlar las porciones es una de las claves para estar en forma*

Cómo manejar los macronutrientes
(manejo de las porciones)

PROTEÍNA	CARBOHIDRATOS COMPLEJOS	GRASAS	VEGETALES VERDES	VEGETALES COCIDOS
Debe ser igual a la palma de tu mano con los dedos juntos.	Coloca tu mano con la palma hacia arriba y los dedos juntos. Imagina que sujetas una pelota de tenis en ella y debes tomarla para que no se caiga. Lo que quepa allí es la porción adecuada (más o menos ½ taza para las mujeres y ¾ a 1 taza para los hombres).	Del tamaño de la mitad de tu dedo pulgar.	Lo que quepa en tus dos manos juntas y abiertas.	Debe ser igual a la palma de tu mano con los dedos juntos.

½ taza

¾ a 1 taza

Fórmulas para consumir adecuadamente los macroalimentos

Además de determinar las porciones adecuadas de consumo para cada macroalimento, hay una forma de administrarlos mediante una relación numérica que se hace entre tu biotipo y la cantidad de calorías que debes consumir. Consta de dos fórmulas que te ayudarán a descifrar cuántos gramos de cada macroalimento debes consumir para mantenerte en forma:

Paso 1: Determinar calorías

(Libras = peso en kilogramos multiplicado por 2.2)

NIVEL DE ACTIVIDAD	REBAJAR	MANTENERTE	AUMENTAR
Sedentario	Peso (lb) x 10 y 12	Peso (lb) x 12 y 14	Peso (lb) x 16 y 18
Moderado activo	Peso (lb) x 12 y 14	Peso (lb) x 14 y 16	Peso (lb) x 18 y 20
Muy activo (5-7 veces a la semana)	Peso (lb) x 14 y 16	Peso (lb) x 16 y 18	Peso (lb) x 20 y 22

Paso 2: Determinar porcentaje calórico para cada macronutriente

BIOTIPO	CARBOHIDRATO	PROTEÍNA	GRASA
Ectomorfo	55%	25%	20%
Mesomorfo	40%	30%	30%
Endomorfo	25%	40%	35%

Con el paso 1 vas a determinar un número de calorías de acuerdo con tu peso, nivel de actividad física y propósito. Ese número va a representar 100% de las calorías que necesitas consumir en un día. Vas a usar ese valor para continuar con el paso 2, en el que notarás cuáles son los porcentajes indicados para tu biotipo. Usa el valor que calculaste de las calorías para despejar una simple regla de tres con los porcentajes correspondientes a cada macronutriente.

Luego de establecer los valores correspondientes a cada macronutriente para tu tipo de cuerpo, divide el total de proteínas entre 4, el total de carbohidratos entre 4 y el total de grasa entre 9. El resultado de esta división será la cantidad de gramos que debes consumir de cada macronutriente al día.

A continuación, te muestro una lista con los gramos de macronutrientes que poseen algunos alimentos, para que tengas noción de lo que necesitas:

Proteínas*

ALIMENTO	GRAMOS DE PROTEÍNA
100 g de pechuga de pollo	30 g
4 claras de huevo	14 g
100 g de pescado	26 g
90 g de salmón	20 g
1 medida de *Whey Protein*	25 g
100 g de lomito de res	31 g
100 g de atún	25 g

* Nota: pésalas cuando estén cocidas.

Carbohidratos

ALIMENTO	GRAMOS DE CARBOHIDRATOS
½ taza de arroz integral cocido	23 g
100 g de camote horneado	20.5 g
⅓ de taza de avena en hojuelas	18 g
½ taza de quinua cocida	19.7 g
1 manzana	25 g
1 plátano mediano	26 g
1 taza de fresas enteras	11 g

Grasas

ALIMENTO	GRAMOS DE GRASAS
1 cda. de aceite (oliva, coco, etc.)	14 g
28 g de almendras (24 unidades)	14.5 g
28 g de nueces (12 unidades)	18 g
1 cda. de mantequilla de almendras	9 g
90 g de salmón cocido	11 g
70 g de aguacate	10 g

Índice glucémico

El índice glucémico se refiere al grado sobre el que se eleva la glucosa en la sangre luego de consumir un determinado alimento. Los que tienen alto índice glucémico, elevan rápidamente la glucosa en la sangre y generan producción de insulina, mientras que los de bajo índice la elevan poco a poco y ayudan a controlar los niveles de insulina. Hay que tomar en cuenta que el método de cocción, la fibra y la cantidad de grasa y proteína contenidas en el alimento también influyen sobre su índice glucémico.

Este se determina comparando cada alimento con la glucosa en su estado puro, a la que se le ha asignado un valor de 100. Así, los que poseen menos de 55 puntos se consideran de bajo índice; los que están entre 55 y 70 puntos son de índice medio y deben moderarse y tomarse en la mañana; mientras que los que se sitúan por encima de 70 son de alto índice glucémico y deben evitarse. La papa, por ejemplo, está en este último grupo.

Lo que hay que tomar en cuenta sobre este aspecto es que los carbohidratos complejos y de bajo índice glucémico, como la avena, el arroz integral, los granos, el camote, la quinua, entre otros, poseen un contenido alto en fibra que genera una digestión más pausada, sensación de saciedad y control del apetito.

La fruta se considera dentro del grupo de los carbohidratos simples y de alto índice glucémico, por lo que hay que moderar su consumo y procurar comerla entera, en lugar de prepararla como jugo. Su consumo es benéfico por su contenido rico en fibra, vitaminas y antioxidantes, pero es mejor evitarlas por la noche.

COME la fruta entera en lugar de prepararla como jugo

Quinua

El gluten

Últimamente se ha iniciado una discusión sobre si suprimir el consumo de esta proteína es benéfico para el organismo de una persona sin problemas de tolerancia o con padecimiento celíaco. La cuestión es que el gluten se encuentra en alimentos de la dieta común: trigo, centeno, cebada, avena, incluso aderezos, por lo que puede resultar muy difícil dejarlo por completo.

Hay quienes experimentan molestias gastrointestinales como inflamación, gases o retención de líquido luego de consumir alimentos con gluten, pero otros lo suprimen como una medida de pérdida de peso. A ambos les sugiero que minimicen el consumo de productos comerciales e intenten irse por la opción más natural y menos procesada, que por lo general será la más hipoalergénica. No crean que porque un producto comercial indica que es "libre de gluten", esto lo hace más *light* o balanceado: por lo general el retiro de esta proteína implica un incremento en el uso de azúcar o grasa.

Algunos alimentos naturales sin gluten son el camote, la quinua, el arroz integral, los granos, las frutas y algunas avenas.

EVITA
el gluten
sólo si eres
intolerante
a él

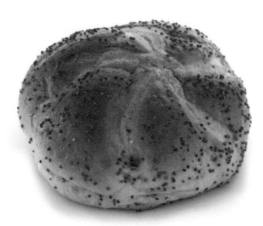

Pan

Micronutrientes

En este grupo se ubican las vitaminas, los minerales y el agua, nutrientes que necesita nuestro cuerpo en menor cantidad y no aportan energía en forma de calorías.

El agua es la protagonista de una vida saludable y sus beneficios son infinitos; algunos son control del apetito, hidratación, aceleración del metabolismo, eliminación de toxinas e impurezas y eficiencia en el proceso de oxidación de grasa. Debes consumir un mínimo de 2 litros de agua al día, y si entrenas puedes tomar hasta 4 litros diarios.

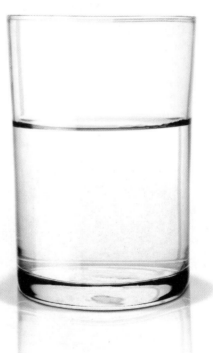

Agua

El poder de los superalimentos

Hay alimentos de todo tipo, pero hay unos especiales que algunos llamamos superalimentos. ¿Por qué? Porque, gramo por gramo, aportan más nutrientes, fibra y numerosos beneficios, lo que los convierte en armas potentes contra las enfermedades. Aquí van algunos que deberías incluir en tu dieta:

Salmón. Es un pescado alto en grasas buenas y omega 3, reduce el colesterol malo, mejora el estado de ánimo, disminuye el estrés, ayuda a perder grasa, regula la insulina y disminuye el apetito. Además, mejora mucho la apariencia del cabello y de la piel. Sólo controla la cantidad, porque es alto en calorías. Para mujeres, de 100 a 120 gramos, y para hombres, entre 150 y 200 gramos.

Espárragos

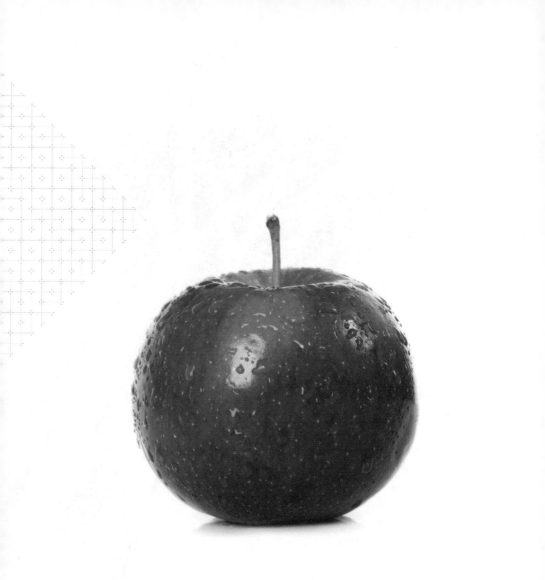

Manzana

Manzana. Es una superfruta de bajo índice glucémico, altísima en fibra, reguladora del apetito y abundante en quercetina, ideal para prevenir el cáncer y las enfermedades cardiacas.

Almendras. Son altas en grasas mononoinsaturadas, que bajan el colesterol malo. Aportan vitamina E, potasio, calcio y fibra. Come sólo 28 gramos al día, pues son calóricas: 24 unidades equivalen a 166 calorías aproximadamente y 7.6 gramos de proteína, más que lo que tiene un huevo. Cómpralas naturales, sin aceite añadido ni sal.

Espárragos. Es uno de los mejores alimentos que existe. Tiene muchísimos nutrientes en poca cantidad y es bajo en calorías. 150 gramos de espárragos cocidos aportan 60% de las recomendaciones diarias de ácido fólico.

Aguacate. Tiene mala fama por su alto contenido graso y calórico, pero en realidad es un aliado cuando buscas perder grasa. Entre 50 y 100 gramos son suficientes para obtener sus beneficios. Esta fruta ayuda a bajar el colesterol malo, es alto en vitamina E, fibra, antioxidantes y tiene más potasio que el plátano.

> La manzana es excelente para prevenir las enfermedades cardiacas

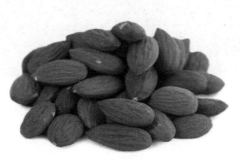

Almendras

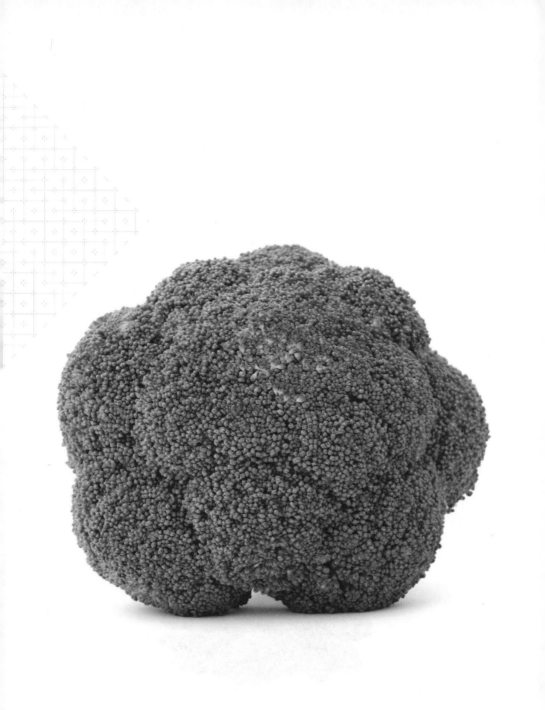

Brócoli

Granos. Son una excelente fuente de carbohidratos complejos, es decir, altos en fibra y de lenta absorción. Proporcionan energía sostenida y elevan poco a poco la glucosa en la sangre, con menor respuesta de insulina. Aportan proteína, hierro, magnesio, potasio y antioxidantes. Mejoran la memoria y previenen el Alzheimer.

Frutos del bosque (mora, fresa, frambuesa, etc.). Son altísimas en fibra, vitamina C, antioxidantes y omegas. Tienen poca azúcar y calorías. Contienen una fibra llamada pectina, que se vuelve un gel al consumirla y normaliza los niveles de glucosa en la sangre.

Brócoli. Sólo 1 taza de brócoli aporta 150% de tus requerimientos diarios de vitamina C. También es alto en calcio, fibra, ácido fólico y antioxidantes. Está comprobado que quienes consumen mucho brócoli tienen menos riesgos de padecer ciertos tipos de cáncer. Es bajo en calorías, ideal para perder grasa. Cómelo a cualquier hora, de preferencia al vapor.

GRANOS
Consúmelos para mejorar la memoria y prevenir el Alzheimer

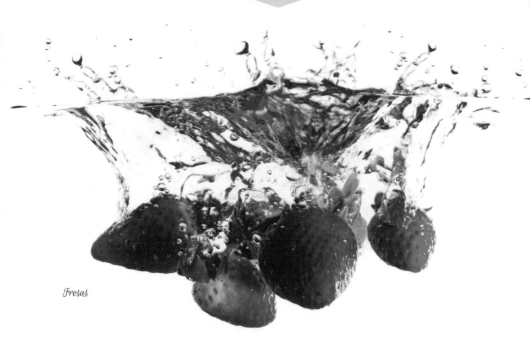
Fresas

Semillas de chía. Aportan muchísima fibra, omega 3, proteína, calcio y hierro. Disminuye la absorción de los carbohidratos, regula la glucosa en la sangre y controla el apetito. Es ideal para los diabéticos y quienes buscan perder grasa. Agrega 1 cucharada a la avena, cereal, ensaladas, malteada de proteína, etc.

Pechuga de pollo o pavo. Fuente de proteína magra que aporta selenio, que ayuda a mantener sana la tiroides, y triptófano, bueno para conciliar el sueño y bajar los niveles de estrés.

REDUCE
los niveles
de colesterol
con media
cucharada de
canela al día

Canela. Es un arma contra la diabetes y el aumento de grasa corporal. Contribuye mucho a bajar los niveles de glucosa en sangre, mejora la sensibilidad a la insulina y previene el síndrome metabólico. Con media cucharada al día puedes bajar los niveles de colesterol.

Cacao. Contiene sólo 12 calorías por cucharada, es alto en fibra, magnesio, calcio, hierro, zinc, potasio, vitaminas C y E, y antioxidantes. Rejuvenece, alivia los dolores menstruales y eleva el estado de ánimo porque impulsa la segregación de serotonina y endorfinas.

Semillas de chía

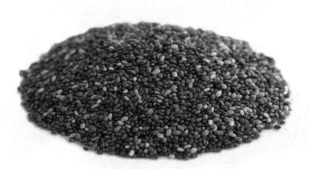

Claras de huevo. Altas en proteína, bajas en grasa, fáciles de preparar y muy prácticas. La proteína ayuda a perder grasa porque acelera el metabolismo: 30% de las calorías de la proteína se queman en la digestión.

Avena. Cereal por excelencia, alto en fibra, alto en proteína, sin azúcar. Disminuye el colesterol y es ideal para un desayuno nutritivo. Sustituye los cereales de caja por un buen plato de avena cocida.

Quinua. Es una especie de grano originario de Bolivia. Alta en fibra, proteína, hierro y magnesio, resulta ideal como carbohidrato para el almuerzo. Controla los niveles de glucosa y disminuye el apetito. Además, es libre de gluten, ideal para celíacos.

Camote. Lo llamo el rey de los tubérculos, por ser alto en carotenoides, antioxidantes, vitamina C y fibra. A pesar de su sabor dulce, es de menor índice glucémico que la papa.

Té verde. Es casi medicinal de lo poderoso que es. Alto en antioxidantes y catequinas, previene del cáncer y rejuvenece. Además, contribuye a acelerar el metabolismo y a perder grasa.

QUINUA
Excelente carbohidrato complejo, alto en fibra y proteína

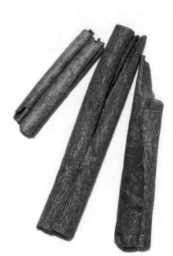

Canela

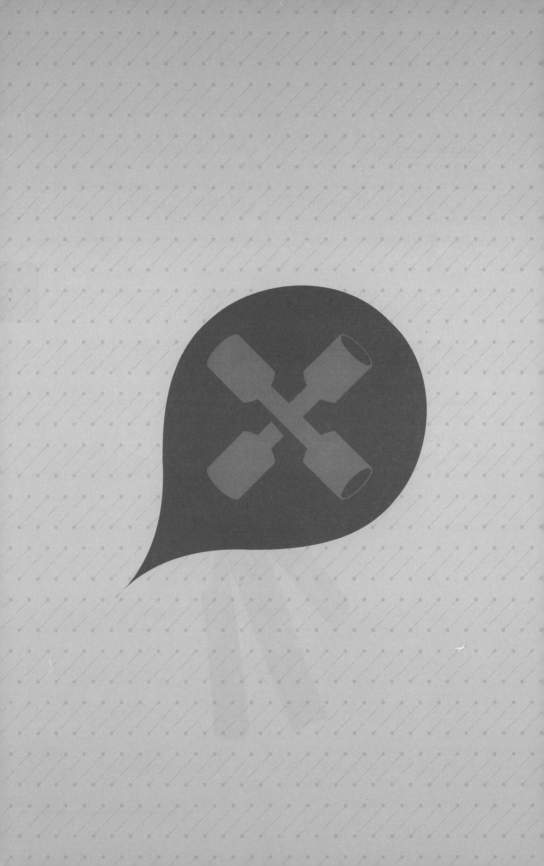

Capítulo 3
Ejercicios

Para tener un cuerpo sano y en forma, la alimentación tiene una relevancia de 70%, y el porcentaje restante debe trabajarse con actividad física. Sea cual sea tu forma de ejercitarte, tu rutina *fitness* debe englobar cinco aspectos: resistencia cardiovascular, resistencia muscular, fuerza muscular, composición corporal y flexibilidad.

Ejercicio cardiovascular, gran aliado

La actividad cardiovascular es una de las grandes enemigas de la grasa, la que te ayuda a quemar un mayor número de calorías y a utilizar la grasa como fuente de energía. Además, protege tu corazón y mejora tu desempeño en el entrenamiento con pesas, pues eleva tus niveles de resistencia.

Una buena sesión de ejercicio cardiovascular te puede hacer quemar entre 400 y 700 calorías, dependiendo de la intensidad con que lo practiques. Puedes hacer un mínimo de 30 minutos si la actividad es muy intensa o un máximo de 45 a 60 minutos si la actividad es moderada.

Cardio estable vs. cardio *hiit*

En el mundo del *fitness*, existe el debate de si es mejor practicar intervalos cardiovasculares de alta intensidad o, al contrario, hacer cardio de manera estable. Mi postura es que ambos son efectivos para perder grasa y ambos proporcionan ventajas. Lo ideal es combinarlos durante la semana.

El cardio estable, empleado por muchos aficionados y profesionales del fisicoculturismo porque ayuda a utilizar en mayor grado la grasa como combustible, se refiere a ejecutar actividad cardiovascular con la misma intensidad y de forma continua por un lapso de 45 a 60 minutos, con una utilización de la capacidad cardiovascular de entre 65% y 75%.

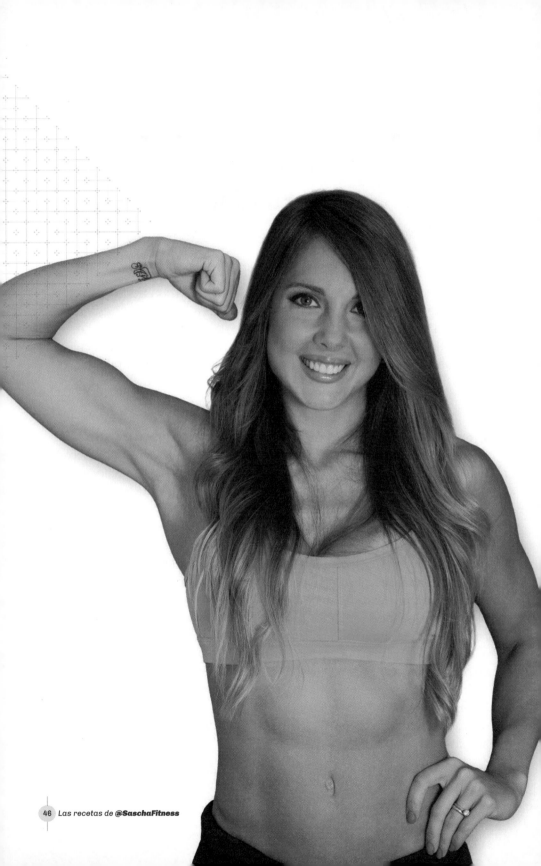

El cardio *hiit* (por *high intensity interval training*) implica ejecutar intervalos de alta intensidad: se alternan periodos muy cortos y fuertes con periodos de mayor duración y de intensidad baja o moderada. Por ejemplo, corres a toda velocidad por 30 segundos y luego caminas por 2 minutos, para repetir la acción. Este método funciona muy bien para quemar grasa, porque se consume un mayor número de calorías, incluso antes y después de hacer la actividad. Además, acelera el metabolismo y el cerebro envía señales que liberan adrenalina, lo que aumenta el flujo sanguíneo en los músculos y moviliza la grasa subcutánea para utilizarla como combustible.

Al acortar el tiempo de tus sesiones de entrenamiento, proteges la masa muscular. Sin embargo, este tipo de cardio no es recomendable para quienes tengan lesiones o dolencias en las articulaciones, rodillas o caderas, debido a su alto impacto.

Mi consejo es que procures alternar los dos métodos, prestando atención a que tus pulsaciones no bajen de 65%, para que realmente sea un ejercicio de entrenamiento y no una simple actividad ejecutada en piloto automático.

GRASAS
La mejor manera de combatirlas es con actividad cardiovascular

Cardio para quemar grasa

Hay dos métodos que te permiten quemar grasa: hacer actividad cardiovascular en ayunas o después de entrenar.

El primer método es ideal para perder esos últimos 5 kilos de grasa alojados que no se quitan con nuestra rutina establecida. Hacer una actividad física en ayunas contribuye a la pérdida de grasa porque, al despertar, los niveles de glucosa e insulina en la sangre están muy bajos y entonces el cuerpo libera los ácidos grasos al torrente sanguíneo para oxidarlos como energía. Si consumimos algún carbohidrato, e incluso alguna proteína antes de hacer ejercicio, se genera una respuesta de insulina y el cuerpo preferirá usar esta como combustible.

Hacer cardio en ayunas ha sido señalado como un mecanismo controversial, pero eso va a depender de la responsabilidad con que se realice. No esperes más de 15 minutos desde que despiertas para hacerlo, no lo hagas a intensidad elevada (que puedas mantener una conversación), haz que dure máximo 40 minutos, y justo al terminar, desayuna proteína más un carbohidrato complejo de bajo índice glucémico.

El segundo método, hacer cardio justo después del entrenamiento con pesas, es efectivo porque quemarás más grasa y desgastarás menos el músculo. Agota tus reservas de glucógeno con una sesión de pesas, pues ese es el combustible que necesitan los músculos. Después de transcurridos 25 minutos de actividad física es cuando el cuerpo empieza a utilizar sus reservas de grasa como fuente de energía.

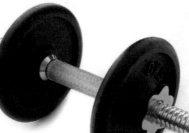

Las pesas

Figuran en el entrenamiento de resistencia y son tus grandes aliadas cuando buscas transformar tu cuerpo. Se adaptan a tus necesidades y moldean y esculpen tu figura como ningún otro método puede hacer. Entrenar con pesas convierte a tu cuerpo en una máquina para quemar grasa, pues para mantener la masa muscular, tu organismo debe generar un gasto calórico importante. Cada medio kilogramo de masa muscular quema alrededor de 50 calorías en reposo.

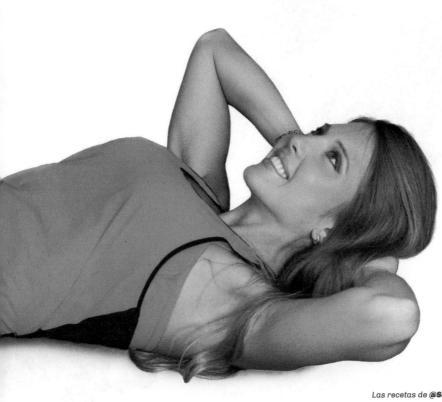

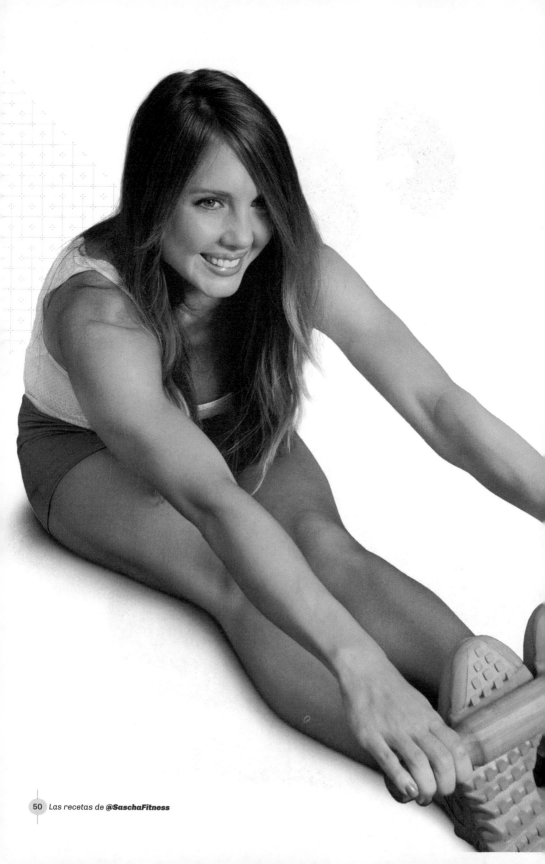

Te dejo estos consejos para adaptar el entrenamiento pesado a tus necesidades:

Si tu meta es aumentar masa muscular, levanta un peso que sólo te permita completar de 10 a 12 repeticiones, con un descanso de 1 a 2 minutos entre cada serie.

Si tu objetivo es fortalecer y definir, levanta un peso que te permita completar entre 15 y 25 repeticiones hasta llegar al fallo muscular (es ese momento en el que el músculo en el que estás trabajando llega a su punto de fatiga y no puedes hacer una repetición más manteniendo una buena postura), con un descanso de 30 a 60 segundos entre cada serie.

Si quieres incrementar fuerza, levanta un peso que sólo te permita completar entre 6 y 8 repeticiones, con un descanso de 2 a 3 minutos entre cada serie.

Mitos sobre el ejercicio

Todo el mundo tiene una opinión cuando de ejercicios y alimentación se trata, y a veces se forman interpretaciones generalizadas que terminan por distorsionar la realidad. Aquí enumero algunos mitos típicos.

Estoy haciendo ejercicio y por eso puedo comer lo que sea

MITO. La mayoría de la gente tiende a sobreestimar lo que quema en una sesión de ejercicio. Una buena rutina de pesas y ejercicio cardiovascular quema entre 600 y 700 calorías, lo mismo que contiene una hamburguesa.

Soy mujer y por eso no entreno pesado

MITO. Genéticamente no estamos hechas para que nuestros músculos crezcan como los del hombre, así que piérdele miedo al entrenamiento pesado. Deja ese peso liviano y repeticiones de 30, pues eso sólo mejora tu resistencia, no tonifica el músculo.

Si hago mucho cardio y dieta, adelgazo

MITO. Haciendo eso no estás contribuyendo a preservar masa muscular, la encargada de acelerar el metabolismo. Al perder masa y estancar el metabolismo, corres el riesgo de aumentar el peso perdido. Incluye una rutina de pesas a tu esquema de ejercicios.

Mientras más sudo, más grasa pierdo

MITO. El sudor se relaciona con la humedad, el clima, la ropa, la genética, y no incide en la pérdida de grasa. Simplemente es la forma que tiene el cuerpo de regular su temperatura. Es cierto que puedes perder peso sudando, pero es sólo peso en agua, que se recupera al hidratarse.

Puedo perder grasa en áreas específicas si entreno sólo esas zonas

MITO. Cuando tu cuerpo obtiene energía metabolizando grasa en tu cuerpo, lo hace en todas las áreas, no sólo en una.

> *Cuando sigues un programa para perder peso, una o dos comidas trampa (cheat meal) a la semana, ¡ayuda a bajar los niveles de ansiedad!*

Hacer abdominales elimina la grasa

MITO. Los abdominales son un músculo más que se fortalece, y sólo se notarán si eliminas la grasa que los cubre, mediante dieta y ejercicio cardiovascular.

Si estoy haciendo pesas y luego lo abandono, el músculo se convierte en grasa

MITO. Ni los músculos se pueden convertir en grasa ni viceversa, pues son dos tejidos totalmente diferentes. Sí sucede que, al no usar los músculos, estos se atrofian.

Las vitaminas engordan

MITO. Esta aseveración es un sinsentido, porque las vitaminas no aportan energía al cuerpo, por ende, no contienen calorías. Están, en cambio, involucradas en muchos procesos vitales, metabólicos y esenciales para la buena salud y para estar en forma. Tampoco avivan el apetito, más bien ocurre lo contrario si llevas una dieta adecuada.

Medidas sin culpas

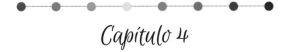

Capítulo 4

Recetas base

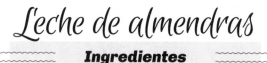

Leche de almendras

Ingredientes

- 2 tazas de almendras naturales sin tostar
- Agua potable

Preparación

1. Remoja 2 tazas de almendras en agua filtrada durante 12 horas, en el refrigerador.

2. Transcurridas las 12 horas, desecha el agua.

3. Licúa cada taza de almendras con 3 tazas de agua potable.

4. Utiliza un colador de tela para vaciar la preparación en un envase con tapa. Guarda en el refrigerador.

Harina de almendras
(libre de gluten)

Ingredientes

• 2 tazas de almendras naturales sin tostar

Preparación

1. Licúa las almendras durante 15 segundos.

2. Cierne con un colador.

3. Vuelve a licuar el remanente y repite el procedimiento.

4. ¼ o ⅓ de taza en las recetas de *hot-cakes*.

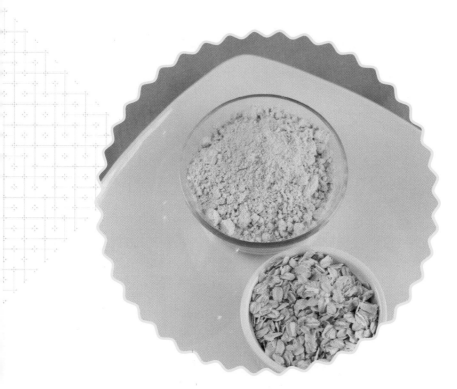

Harina de avena

Ingredientes

• 2 tazas de avena instantánea

Preparación

1. Licúa la avena hasta que se haga polvo.

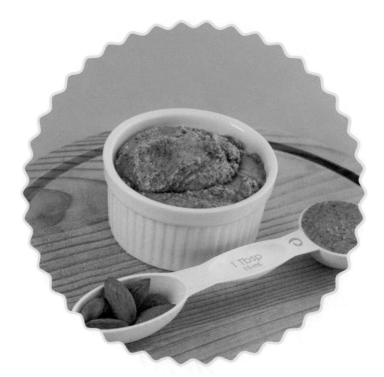

Mantequilla de almendras

Ingredientes

• 2 tazas de almendras naturales con piel

Preparación

1. Tuesta las almendras en el horno por aproximadamente 15 minutos a 175 °C.

2. Licúa por 1 minuto o procesa por 2 minutos sin añadir aceite, agua ni azúcar.

¡Buenos días!

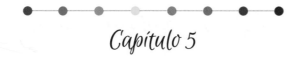

Capítulo 5

Desayunos

Hot-cakes de avena

Dato fitness

Estas hot-cakes son ideales en el desayuno, la combinación perfecta de proteína y carbohidratos. Las claras son proteínas de gran calidad baja en grasa; la avena es un carbohidrato de bajo índice glucémico que ayuda a bajar el colesterol, controla la glicemia, disminuye el apetito y facilita la pérdida de grasa.

Ingredientes

- 4 claras de huevos
- ⅓ de taza de avena en hojuelas
- 1 cda. de linaza molida o chía
- 1 cdta. de canela
- 2 sobres de edulcorante cero calorías
- 1 cdta. de vainilla

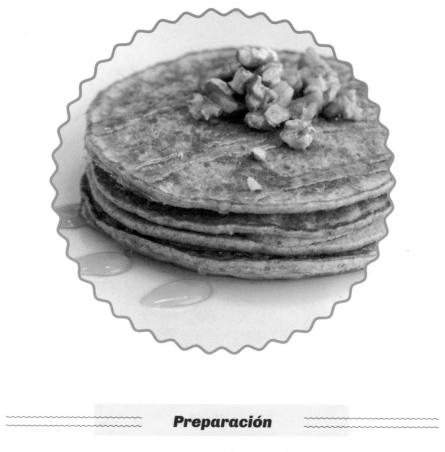

Preparación

1. Licúa todos los ingredientes.

2. Prepara los *hot-cakes* en una sartén de teflón y utiliza, si es necesario, un poco de aerosol antiadherente.

Pan francés light

Dato fitness

Este pan francés sustituye un desayuno calórico por uno similar pero más saludable, alto en fibra y proteína.

Ingredientes

- 3 claras de huevo
- 1 cdta. de canela
- 1 chorrito de agua o leche de almendras
- 1 medida de *Whey Protein* (de vainilla, preferentemente)
- 2 rebanadas de pan integral

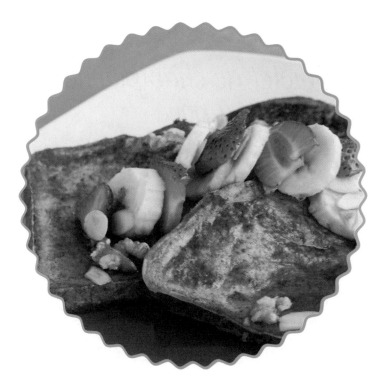

Preparación

1. Mezcla las claras de huevo, la canela la leche de almendras y la *Whey Protein*.

2. Sumerge las rebanadas de pan integral hasta que absorban bien la mezcla.

3. Coloca en la sartén y dora por ambas partes.

4. Acompáñalas con mermelada o jarabe libre de azúcar.

Omelet de champiñones y poro

Dato fitness

Los huevos son una fuente rica en proteína y aportan vitamina D, importante para la prevención de la osteoporosis y de diversos tipos de cáncer. Está comprobado que quienes incluyen huevo en el desayuno sienten menos apetito durante el día y tienen mayor éxito en el proceso de pérdida de peso.

Ingredientes

- 1 taza de champiñones rebanados
- 1 tallo de poro picado
- 3 claras de huevo
- 1 huevo completo
- Sal y pimienta
- Aerosol antiadherente

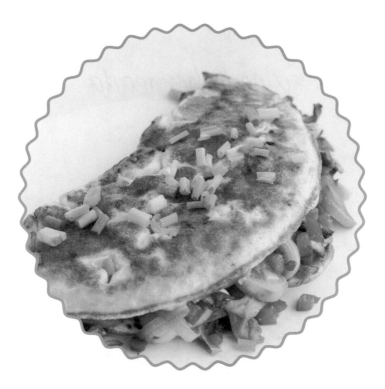

Preparación

1. Saltea los champiñones y el poro con un poco de aerosol antiadherente.

2. Bate las claras con el huevo, la sal y la pimienta.

3. Retira la mezcla de champiñones de la sartén y agrega los huevos.

4. Espera un minuto. Cuando veas que la tortilla comienza a cuajar, agrega la mezcla de champiñones en la mitad de la misma.

5. Levanta cuidadosamente con una espátula el lado de la tortilla que no tiene relleno y colócala encima de la otra mitad.

6. Baja el fuego y tapa por un minuto. Retira.

Avena horneada

Ingredientes

- 1 y ⅓ de tazas de avena
- 1 cdta. de polvo para hornear
- 1 cdta. de canela
- 3 sobres de edulcorante cero calorías
- 1 taza de leche de almendras
- 1 clara de huevo
- 1 cda. de crema de cacahuate
- ⅓ de taza puré o compota de manzana sin azúcar
- 1 plátano machacado
- 2 cdas. de yogur griego
- ⅓ de taza de nueces picadas

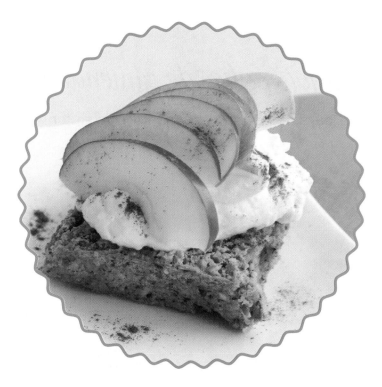

Preparación

1. Precalienta el horno a 175 °C.

2. Prepara el puré de manzana. Ralla una manzana pequeña y métela al microondas durante 2 minutos aproximadamente. Aplasta con un tenedor y deja enfriar.

3. Mezcla la avena, el polvo para hornear, el edulcorante y la canela.

4. En otro recipiente, mezcla la leche de almendras, el yogur y la manzana.

5. Mezcla los ingredientes secos con los húmedos. Mezcla bien.

6. Agrega el plátano y las nueces.

7. Coloca en un molde refractario y hornea por 25 minutos.

Hot-cakes de almendra

(para desayunos y cenas, libre de gluten)

Dato fitness

Estos hot-cakes son
bajos en carbohidratos,
libres de gluten y azúcar.
Acompáñalos con jarabe
de maple sin azúcar.

Ingredientes

- ⅓ de taza de harina de almendras
- 1 cda. de mantequilla de almendras
- 1 huevo

- 2 claras de huevo
- 1 cdta. de canela
- 2 sobre de edulcorante cero calorías

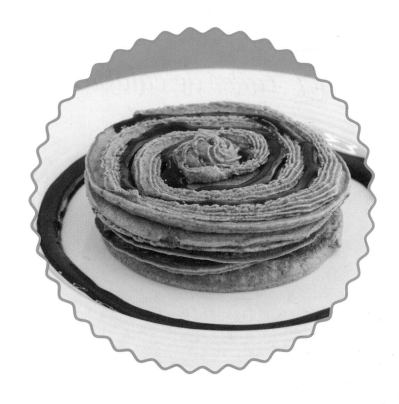

Preparación

1. Licúa todos los ingredientes.

2. Vacía la mezcla poco a poco en una sartén antiadherente y cocina durante 2 minutos hasta que dore.

Hot-cakes de calabaza y almendras

Dato fitness
La calabaza es baja en calorías, alta en potasio y antioxidantes, ideal para mantenerte en forma.

Ingredientes

- ½ taza de harina de avena
- 1 huevo
- 2 claras de huevo
- ⅓ de taza de calabaza cocida
- 1 cda. de mantequilla de almendras
- 2 sobres de edulcorante cero calorías
- 1 cdta. de canela

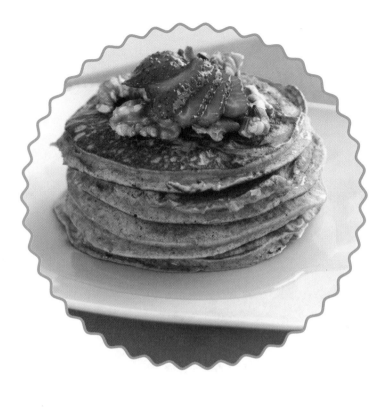

Preparación

1. Licúa todos los ingredientes.

2. Vacía la mezcla poco a poco en una sartén antiadherente y cocina hasta que dore.

Para cenar

Sustituye a la avena por 1 medida de *Whey Protein* sabor a vainilla con 1 cda. de linaza.

Hot-cakes de camote y linaza

(libre de gluten)

Dato fitness

Son ideales para quienes son sensibles o intolerantes al gluten. Altos en fibra, deliciosos y fáciles de preparar. Ideales para adultos y niños.

Ingredientes

- 120 g de camote horneado sin piel
- 4 claras de huevo
- 1 cda. de linaza
- 1 cdta. de canela
- 2 sobres de edulcorante cero calorías

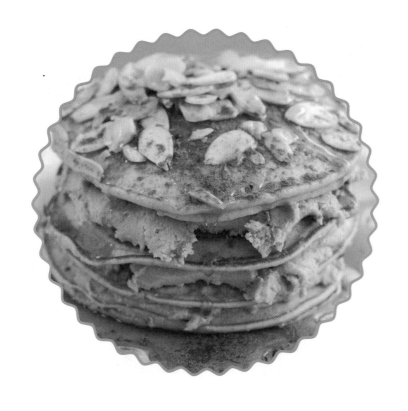

Preparación

1. Licúa todos los ingredientes.

2. Vacía la mezcla poco a poco en una sartén antiadherente y cocina hasta que dore.

Hot-cakes de dos ingredientes

Dato fitness

Esta es una receta básica, sencilla, económica y completa. Contiene proteína, carbohidratos y grasas de buena calidad.

Ingredientes

- 2 huevos
- 1 plátano

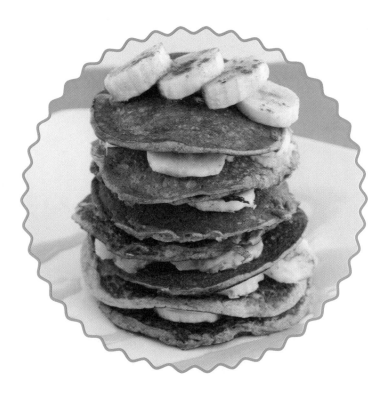

Preparación

1. Licúa ambos ingredientes.

2. Vacía la mezcla poco a poco en una sartén antiadherente y cocina durante 2 minutos hasta que dore

Hot-cakes black & white

Dato fitness

Estos *hot-cakes* son altos en carbohidratos y bajos en grasas, ideales para quienes practican un deporte de alto rendimiento.

Ingredientes

- ⅓ de taza de avena
- 1 plátano
- 4 claras de huevo
- 1 cda. de vainilla
- 1 cdta. de canela
- 1 cda. de linaza
- 2 cdas. de agua potable
- 2 sobres de edulcorante cero calorías
- 1 cda. de cacao en polvo

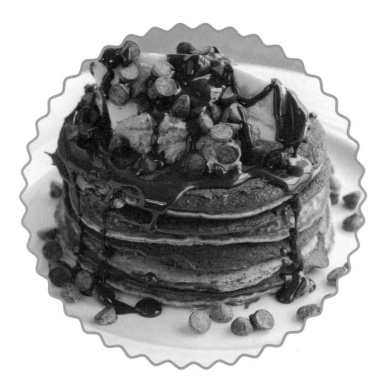

Preparación

1. Licúa todos los ingredientes —excepto el cacao en polvo— y un sobre de edulcorante.

2. Separa la mitad de la mezcla y agrega el cacao en polvo y otro sobre de edulcorante.

3. Reserva ambas mezclas, la de vainilla y la de chocolate.

4. Sírvelas intercaladas para lograr el efecto marmoleado.

Tortitas low-carb

Ingredientes

- 1 taza de harina de almendras
- 3 cdas. de linaza
- 2 cdas. de chía o ajonjolí

- ½ cdta. de sal
- 1 cda. de aceite de oliva

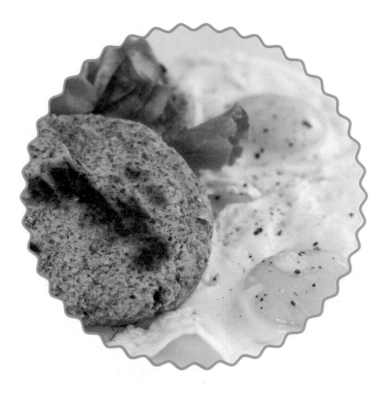

Preparación

1. Une todos los ingredientes secos.

2. Agrega el aceite y un chorrito de agua a la mezcla seca. Une hasta formar una masa compacta.

3. Moldea con tus manos las tortitas en forma redonda.

4. Ásalas en una sartén o comal.

Nutrición gourmet

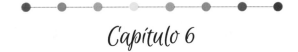

Capítulo 6

Platos salados

Ensalada mediterránea

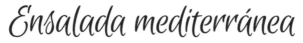

Dato fitness
El jitomate seco es una fuente rica de potasio, pero por ser deshidratado, contiene mayor concentración de calorías, por lo que hay que moderar su consumo.

Ingredientes

- 2 cdas. de aceite de oliva
- 2 cdas. de vinagre balsámico
- 1 cdta. de queso parmesano rallado
- 3 tazas de lechuga romana
- 1 taza de arúgula
- ¼ de taza de almendras tostadas fileteadas
- ¼ de taza de jitomates secos picados
- Sal y pimienta

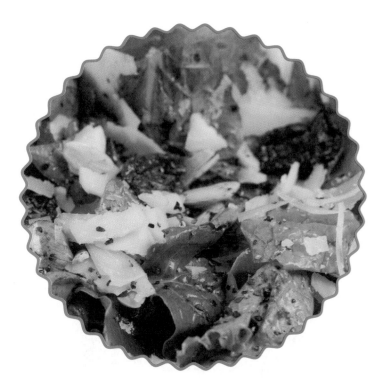

Preparación

1. Mezcla en un plato hondo los primeros 4 ingredientes.

2. Agrega la lechuga, la arúgula, los jitomates secos y las almendras. Mezcla bien.

3. Puedes acompañar con lomito de res o pechuga de pollo a la plancha.

Ensalada de quinua

Dato fitness

Esta ensalada es refrescante, alta en fibra, proteínas, grasas buenas y anti-oxidantes. Ideal para acompañar con alguna proteína en el almuerzo. Puedes sustituir el jitomate por pasas si prefie-res el dulzor, o por jitomates secos.

Ingredientes:

- 1 taza de quinua cocida
- 4 tazas de lechuga romana picada
- 1 taza de jitomates *cherry* picados por la mitad
- ¼ de taza de piñones tostados o de almendras fileteadas tostadas

- 1 taza de hongos *portobello* previamente salteados con un poco de aerosol antiadherente
- 2 cdas. de aceite de oliva
- 2 cdas. de vinagre balsámico
- Sal y pimienta

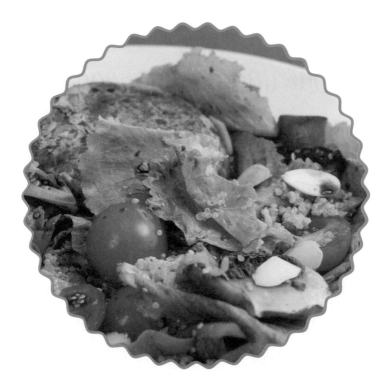

Preparación:

1. En un plato hondo, mezcla la quinua, los jitomates y los hongos.

2. Agrega las lechugas, el aceite, el vinagre, la sal y la pimienta. Revuelve bien.

3. Añade los piñones o almendras por encima.

Ensalada de manzana

Ingredientes

- 1 tallo de apio
- 1 zanahoria
- 1 manzana roja
- 1 taza de germinados de lentejas
- ¾ de taza de alfalfa
- ⅓ de taza de ajonjolí

- 2 y ½ cdas. de aceite de sésamo o ajonjolí
- 1 cda. de jugo de limón
- 1 cda. de cilantro picado
- ½ cdta. de soya baja en sodio
- 1 cdta. de jengibre rallado

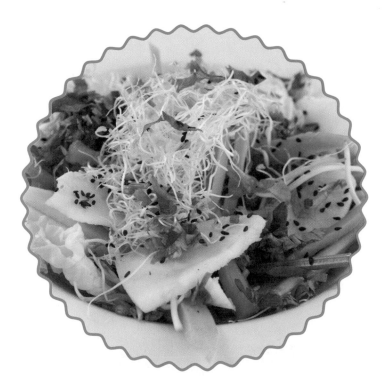

Preparación

1. Pica las zanahorias y el apio en tiras finas de aproximadamente 5 centímetros de largo. Pica la manzana en 8 pedazos y rebana cada uno hasta tener láminas finas en forma de media luna.

2. Combina la zanahoria, el apio, la manzana, los germinados de lenteja, la alfalfa y el ajonjolí.

3. Aparte, mezcla bien los ingredientes del aderezo. Revuelve y sirve sobre la ensalada.

Ensalada de jitomate

Ingredientes

- 1 lechuga romana entera
- 4 o 6 jitomates rebanados
- 2 tazas de jitomates *cherry* picados por la mitad
- 10 hojas de albahaca
- 2 cdas. de semillas de girasol
- 2 cdas. de almendras tostadas y fileteadas
- 1 diente de ajo
- 2 cdtas. de vinagre de vino
- 2 cdas. de aceite de oliva
- Sal y pimienta

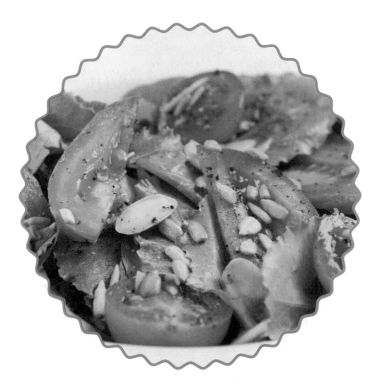

Preparación

1. Lava la lechuga romana y deja las hojas enteras. Pela el ajo y córtalo en finas capas.

2. En un recipiente, mezcla el ajo con el vinagre de vino y aceite de oliva para el aderezo.

3. Mezcla el aderezo con los jitomates, las semillas de girasol, las almendras, la albahaca, la sal y la pimienta.

4. Sirve la mezcla encima de las hojas de lechuga.

Ensalada de pollo y espinaca

Dato fitness

El *tahini* aporta grasas monoinsaturadas y tiene un sabor delicioso e intenso. Las grasas buenas, en su justa medida, ayudan a perder grasa y bajar los niveles de colesterol.

Ingredientes

- 500 g de pechuga de pollo sin hueso ni piel
- 1 y ½ taza de caldo de vegetales o de pollo
- 1 limón pequeño o ½ limón grande
- 2 cdas. de *tahini* (pasta de ajonjolí)
- 1 lechuga romana o genovesa entera
- 2 tazas de espinacas, preferiblemente *baby*
- 2 naranjas
- ⅓ de taza de almendras fileteadas
- Pimienta

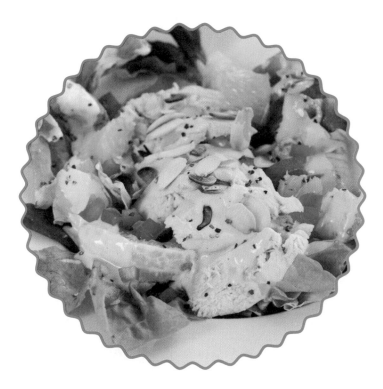

Preparación

1. Coloca el caldo y el pollo en una sartén profunda. Deja que hierva, tapa y baja la temperatura. Mantén por 20 minutos o hasta que las pechugas se tornen blancas.

2. Limpia el caldo de los residuos que pudo haber dejado el pollo.

3. Pica las pechugas en tiras gruesas.

4. Para el aderezo, mezcla 4 o 5 cdas. del caldo con el *tahini* y agrega limón, sal y pimienta.

5. Pica y mezcla las espinacas y lechugas. Sirve una cama de lechuga en cada plato, coloca encima el pollo, almendras, gajos de naranja y un poco de aderezo.

Ensalada de lomito

(para almuerzos y cenas)

Dato fitness

La carne de res magra tiene un excelente valor biológico, rico en proteína, y es una de las proteínas que más satisface y controla el apetito.

Ingredientes

- 2 pimientos morrones rojos
- 2 pimientos morrones amarillos
- 300 g de medallones de lomito
- 2 dientes de ajo
- 500 g de ejotes
- 2 cdas. de aceite de oliva
- 4 cdas. de vinagre balsámico
- 2 cdas. de cebolla picada en cuadritos
- 150 g de lechuga picada
- 6 jitomates picados
- Sal y pimienta

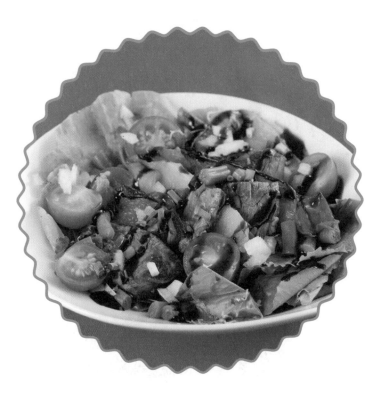

Preparación

1. Sobre una parrilla o en el horno en su opción de *"broil"*, coloca los pimientos morrones. Voltéalos hasta que la piel se oscurezca un poco. Pásalos a una bolsa plástica hermética y déjalos reposar durante 10 a 15 minutos. Retira su piel y pícalos en trozos.

2. Condimenta la carne con sal, pimienta y un diente de ajo. Cocínala a la parrilla durante 3 o 4 minutos de cada lado. Retira del fuego, deja reposar y rebana en tiras medianas.

3. Hierve los ejotes hasta que estén tiernos. Escúrrelos y vierte agua fría encima para detener la cocción.

4. Machaca el diente de ajo restante y agrega vinagre, aceite, cebolla sal y pimienta. Mezcla bien.

5. Para una presentación bonita, coloca una cama de lechuga en cada plato, encima los trozos de lomito, y luego los jitomates, los ejotes picados, los pimientos morrones y el aderezo.

Ensalada de pasta y vegetales rostizados

Dato fitness

La pasta debe cocerse *al dente* porque así su índice glucémico será menor. Busca la pasta integral, ya que tiene más cantidad de fibra.

Ingredientes

- 200 g de pasta estilo *penne* integral
- 1 pimiento morrón rojo picado por la mitad y sin semillas
- ½ cebolla morada picada en trozos gruesos
- 2 calabacitas cortadas en ruedas gruesas
- 200 g de champiñones picados por la mitad

- 200 g de jitomates *cherry*
- 80 g de arúgula
- 2 cdas. de queso parmesano rallado o fileteado
- 4 cdas. de aceite de oliva
- 2 cdas. de vinagre balsámico
- 2 cdas. de albahaca picada
- 1 cda. de alcaparras miniatura
- 1 diente de ajo machacado

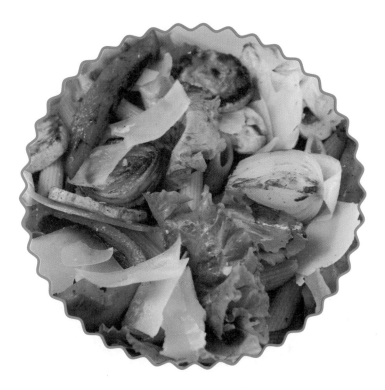

Preparación

1. Cocina la pasta *al dente* por un estimado de 10 a 12 minutos.

2. Sobre una parrilla o en el horno en su opción de *"broil"*, el pimiento morrón. Voltéalo hasta que la piel se oscurezca un poco. Pásalo a una bolsa plástica hermética y déjalo reposar durante 10 o 15 minutos. Retira su piel y córtalo en tiras de 2 centímetros.

3. Hornea en el *broiler* o a la parrilla el resto de los vegetales por 5 o 6 minutos. Agrégales un poco de sal y pimienta y dales vuelta cada 2 minutos.

4. Para el aderezo, mezcla el aceite, el vinagre, las alcaparras y el ajo.

5. Mezcla la arúgula con los vegetales cocidos, agrega la pasta y el aderezo. Sirve con un poco de parmesano por encima.

Ensalada de atún y pimiento morrón

Dato fitness

Esta ensalada es una comida completa: tiene carbohidratos, proteínas y grasas. Si buscas perder unos kilos, sustituye la papa por camote, que tiene menor índice glucémico. Si quieres cenarla, sustituye la papa por calabacita horneada.

Ingredientes

- 300 g de papa
- 100 g de ejotes
- 250 g de lechuga picada
- 1 cda. de perejil picado
- 1 cda. de cebollín picado
- 1 cda. de cebolla morada picada en cuadritos
- 1 cda. de pasta de aceitunas negras
- 2 dientes de ajo picados

- 2 cdas. de aceite de oliva
- 2 cdas. de vinagre balsámico
- 10 rábanos rebanados en láminas finas
- 3 latas de 60 g de atún en agua (escurridas)
- 100 g de jitomates *cherry*
- 1 pimiento morrón amarillo
- 2 pimientos morrones rojos
- Pimienta

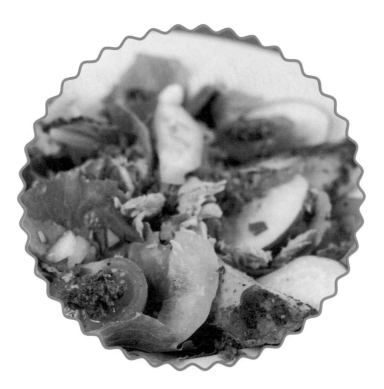

Preparación

1. Precalienta el horno a 175 °C.

2. Hornea las papas hasta que estén tiernas y pícalas en cuatro.

3. Hierve los ejotes hasta que estén tiernos.

4. Prepara el aderezo mezclando bien la pasta de aceituna con ajo, aceite de oliva, vinagre y pimienta. Agrega la mitad de este a la mezcla de lechugas.

5. Sirve la ensalada colocando una porción de las hojas, 2-3 pedazos de papa, ejotes picados, pimientos morrones, rábanos, jitomate y el atún. Agrega más aderezo por encima.

Ensalada de camarones

Dato fitness

Es una de mis ensaladas preferidas, muy fresca y alta en proteínas y grasas buenas. La mezcla del aguacate y el camarón es una dupla perfecta.

Ingredientes

- 4 tazas de lechuga genovesa
- 150 g de camarones hervidos
- 1 taza de pepino rebanado en finas capas
- ¼ de taza de cebolla morada rebanada en finas capas
- 100 g de aguacate picado
- ½ taza de jitomates *cherry* cortados por la mitad
- Sal marina y pimienta
- 1 cdta. de mostaza *Dijon*
- 1 cda. de aceite de oliva
- 2 cdas. de vinagre balsámico o de manzana
- 1 sobre de edulcorante
- Pimienta molida

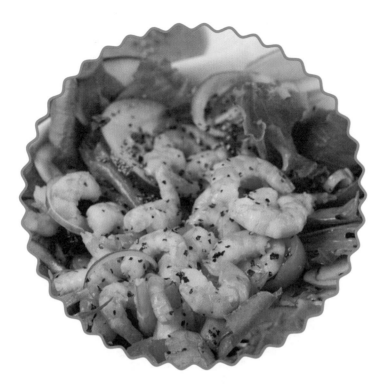

Preparación

1. Prepara el aderezo con la mostaza, el aceite, el vinagre, el edulcorante y la pimienta molida.

2. En el mismo recipiente del aderezo, agrega la lechuga, los jitomates, el pepino, el aguacate y la cebolla. Agrega pimienta al gusto.

3. Añade los camarones y mezcla.

Ensalada caliente de quinua

Dato fitness

Esta ensalada es reconfortante, alta en proteína y fibra. Ideal para el almuerzo. Si entrenas en la tarde, este plato te da la energía necesaria.

Ingredientes

- 200 g de espinaca
- ½ taza de quinua cocida
- 150 g de hongos tipo *portobello* rebanados
- Aerosol antiadherente a base de aceite de oliva
- 1 tallo de poro rebanado
- 120 g de pechuga a la plancha rebanada en tiras

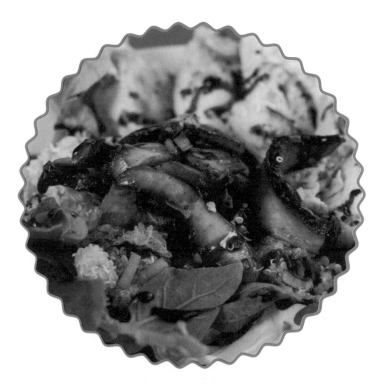

Preparación

Quinua

Es tan sencillo como hacer un arroz. Por cada medida de quinua, corresponden dos medidas de agua o caldo de pollo. Cocínala a fuego alto hasta que hierva. Ahí modera el fuego, tápala y espera a que absorba toda el agua y se suavice.

Ensalada

1. En una sartén, rocía un poco de aerosol antiadherente y saltea el poro y los hongos.

2. Una vez que estén suaves, agrega las espinacas, sal y pimienta. Cuando estén cocidas, añade los trozos de pollo y la quinua.

3. Sirve caliente y agrégale ½ cucharada de aceite de oliva (opcional).

Ensalada de quinua y almendras

Dato fitness

Esta ensalada es un plato totalmente vegetariano, alto en fibra y proteína. Puedes incrementar su contenido proteico si le añades tiras de lomito a la parrilla, pollo o camarones.

Ingredientes

- ¼ de taza de almendras fileteadas
- ½ taza de quinua
- 3 cdtas. de aceite de oliva
- 1 pimiento morrón amarillo picado en cuadros no muy pequeños
- 2 dientes de ajo machacados
- 2 tallos de cebollín picado
- 1 cdta. de hojuelas de chile seco
- 1 cdta. de tomillo fresco
- 1 calabacita mediana cortada por la mitad a lo largo y luego rebanada
- 1 tallo de apio picado
- 1 limón picado por la mitad
- Sal y pimienta

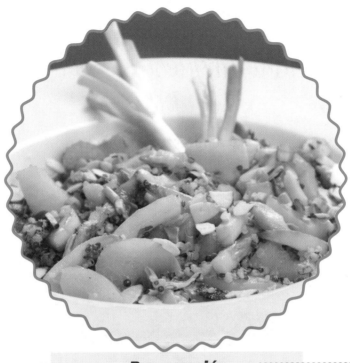

Preparación

1. Precalienta el horno a 175 °C.

2. Tuesta las almendras fileteadas en el horno hasta que estén doradas.

3. Lava la quinua en un colador hasta que el agua corra limpia y transparente.

4. En una sartén caliente, agrega el aceite de oliva, el pimiento morrón, el ajo, el cebollín y el chile en polvo. Cocina por 5 minutos.

5. A temperatura media, agrega la quinua, el tomillo, 1 taza de agua y la sal. Una vez que hierva, tapa y cocina a fuego lento por 7 minutos más.

6. Agrega la calabacita, tapa de nuevo y cocina entre 5 y 8 minutos más hasta que la quinua esté suave pero consistente.

7. Añade el apio, las almendras y el resto de aceite del oliva, más un poco de sal. Revuelve.

8. Deja que esté a temperatura ambiente antes de servir. Puedes exprimir un poco de limón por encima.

Hamburguesa de pollo sin pan

(para almuerzos y cenas)
(Ración: 9 hamburguesas)

Dato fitness
La pechuga de pollo es una fuente rica en proteína. Esta receta es muy ligera y diferente.

Ingredientes

- 760 g de pechuga de pollo molida
- 1 pimiento morrón rojo picado
- 1 cebolla picada
- 2 dientes de ajo machacados
- ⅓ de taza de cebollín picado
- 2 pimientos morrones verdes picados
- 1 zanahoria rallada
- ½ taza de poro picado
- 1 huevo
- Hojas de lechuga genovesa
- Alfalfa
- Mostaza *Dijon*
- Sal y pimienta

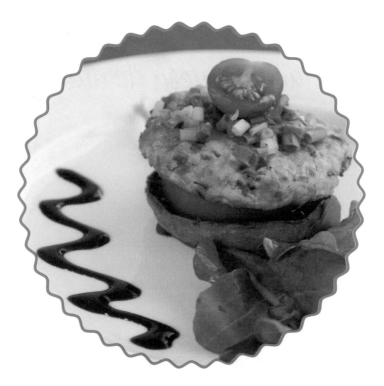

Preparación

1. Mezcla el pollo con todas las verduras picadas en trozos pequeños.

2. Agrega el huevo y mezcla muy bien.

3. Agrega la sal y la pimienta.

4. Cocina el pollo a la plancha o a la parrilla.

5. En una hoja de lechuga, coloca un poco de mostaza, alfalfa y encima el pollo. Envuelve y come como una hamburguesa.

Hamburguesa de atún

(para almuerzos y cenas)

Dato fitness

El atún es bajo en calorías y alto en omega 3, una fuente excelente de proteína. Puedes acompañar esta receta con quinua, vegetales o arroz integral.

Ingredientes

- ⅓ de taza de cebolla cortada en trozos pequeños
- ⅓ de jitomate picado en trozos pequeños
- Un poco de cebollín y poro picados
- ⅓ de taza de zanahoria rallada (si es para cenar, no)
- 1 cda. de pimiento morrón rojo o amarillo picado en trozos pequeños
- 1 clara de huevo
- 1 lata de atún en agua (escurrida)

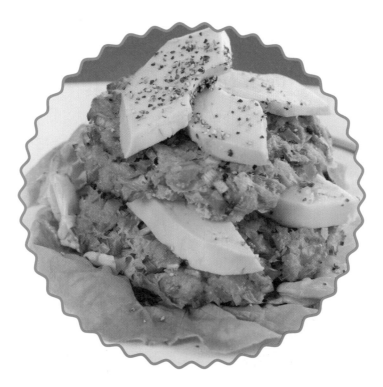

Preparación

1. Desmenuza bien el atún y agrega todos los ingredientes. Mezcla bien.

2. Haz las hamburguesas y hornéalas hasta que doren.

Hamburguesa de salmón

(para almuerzos y cenas)

Dato fitness

El salmón es alto en omega 3, grasa esencial que previene los procesos inflamatorios en el cuerpo, baja el colesterol, acelera el metabolismo y ayuda a perder grasa y aumentar masa muscular. Controla la glicemia y el apetito. Si la preparas para almorzar, acompáñala con una porción de quinua.

Ingredientes

- 500 g de salmón fresco
- 3 cdas. de avena
- ⅓ de taza de cebolla picada
- 1 cda. de yogur griego
- 2 cdtas. de mostaza *Dijon*
- Sal marina y pimienta

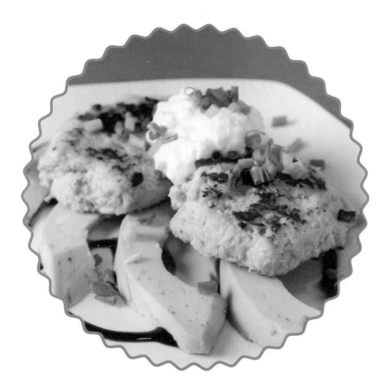

Preparación

1. Coloca todos los ingredientes en un procesador de alimentos hasta que el salmón quede molido.

2. Moldea las hamburguesas y cocina a la plancha hasta que estén doradas.

Lomito con hongos portobello

Ingredientes

- 500 g de lomito
- 500 g de hongos *portobello* rebanados
- 2 cdas. de perejil fresco picado
- ½ taza de poro picado
- 2 dientes de ajo machacados
- ¾ de taza de cebolla picada
- 1 cda. de vinagre balsámico
- Aerosol antiadherente
- Sal marina y pimienta molida

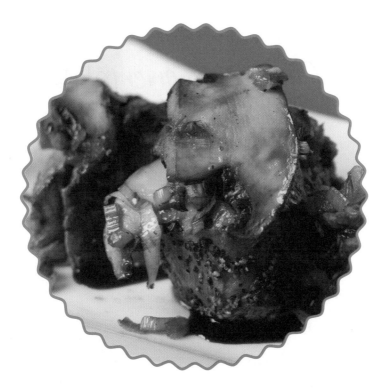

Preparación

1. Sazona el lomito con sal y pimienta al gusto y sella en el sartén o a la parrilla. Para lograr el término medio de cocción, déjalo cocinar por 3 minutos por cada lado. Déjalo reposar.

2. Agrega aerosol antiadherente a una sartén y saltea los hongos con cebolla, poro y ajo. Revuelve constantemente durante 5 minutos hasta que se ablan-den los hongos y la cebolla se torne transparente. Agrega un poco de sal, pimienta y el vinagre. Retira luego de 30 segundos y agrega el perejil.

3. Rebana el lomito. Cada medallón debe medir aproximadamente 2 centímetros.

4. Coloca encima de cada rueda de lomito una porción de la mezcla de hongos.

Camarones orientales

(para almuerzos y cenas)

Dato fitness

Los camarones son bajos en calorías y grasas, 100 gramos sólo aportan 100 calorías. Este plato es alto en proteína y bajo en carbohidratos.

Ingredientes

- 500 g de camarones medianos, pelados y limpios
- 1 cda. de aceite de canola
- ⅓ de taza de cebollín picado
- 1 cda. de jengibre natural picado
- 3 dientes de ajo picados
- 2 tazas de brócoli, ligeramente cocido al vapor
- 2 cdas. de salsa de soya baja en sodio
- 1 cda. de vinagre de arroz
- 1 cdta. de miel

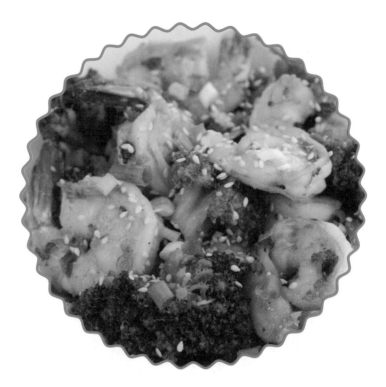

Preparación

1. Calienta bien el aceite y agrega el cebollín, el ajo, el jengibre y saltea en una sartén durante 1 minuto.

2. Agrega los camarones, revuelve constantemente. Cuando se tornen rosados, agrega el brócoli y revuelve por 2 minutos más. Añade la soya, la miel y el vinagre. Cocina por 1 minuto más.

Pollo mediterráneo

(para almuerzos y cenas)

Dato fitness

Esta receta es alta en proteínas y baja en carbohidratos. Puedes acompañarla con vegetales rostizados o una buena ensalada para la cena, y con camotes al horno o arroz integral para el almuerzo. Si buscas reducir calorías, sustituye el aceite por aerosol anti-adherente a base de aceite de oliva.

Ingredientes

- 4 pechugas de pollo sin piel, con hueso
- 2 cdas. de aceite de oliva
- 1 pimiento morrón amarillo rebanado
- 1 pimiento morrón rojo rebanado
- 100 g de jamón serrano o *prosciutto* picado
- 1 lata (16 oz) de jitomates pelados
- 2 dientes de ajo picados
- ⅓ de taza de vino blanco
- 1 cdta. de orégano
- 1 cdta. de tomillo
- ¾ de taza de caldo de vegetales o pollo
- 2 cdas. de alcaparras pequeñas
- ¼ de taza de perejil picado
- Sal y pimienta molida

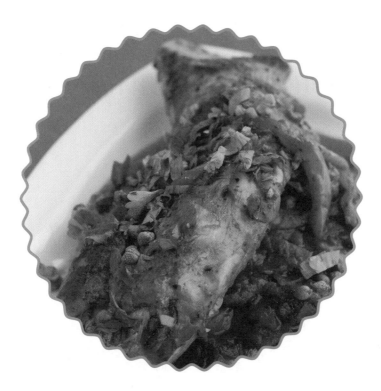

Preparación

1. Condimenta el pollo con sal y pimienta.

2. En una sartén grande, agrega el aceite de oliva y cocina el pollo hasta que dore por ambos lados. Retíralo y reserva.

3. En la misma sartén, añade el pimiento morrón, el jamón serrano o *prosciutto* y saltea por 5 minutos hasta que el pimiento morrón esté blando y dorado y el jamón crujiente.

4. Agrega el ajo y cocina por 1 minuto. Luego añade los jitomates, aplástalos con un tenedor y revuelve con el vino y las hierbas.

5. Incorpora el pollo y el caldo y deja que hierva y se cocine la carne durante 25 o 30 minutos.

6. Agrega las alcaparras y el perejil.

Atún sellado con ajonjolí

Dato fitness

El atún es una fuente excelente de proteína ya que es bajo en grasa y calorías. Si estás a dieta para perder grasa, sustituye la miel por un sobre de edulcorante cero calorías.

Ingredientes

- 4 filetes de atún de 180 g aproximadamente
- ¼ de taza de salsa de soya baja en sodio
- 1 cda. de *mirin* (condimento japonés, parecido al vino de arroz)

- 1 cda. de miel
- 2 cdas. de aceite de ajonjolí
- 1 cda. de vinagre de arroz
- ½ taza de ajonjolí
- Aerosol antiadherente
- Pasta de *wasabi*

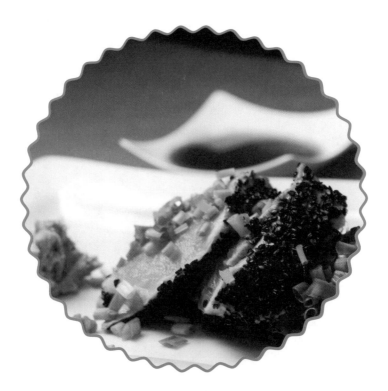

Preparación

1. En un plato hondo, mezcla la salsa de soya, el *mirin*, la miel y el aceite de ajonjolí. Divídelo en dos partes iguales. A una de ellas, agrégale el vinagre y reserva. Esta será la salsa del atún.

2. Esparce las semillas de ajonjolí en un plato. Moja los filetes de atún en la mezcla de soya sin vinagre, y luego pásalo por las semillas hasta cubrir ambos lados.

3. En una sartén caliente, rocía aerosol antiadherente y coloca los filetes. Dora cada lado durante 30 segundos aproximadamente.

4. Coloca el filete en el plato y sírvelo con la salsa reservada para untar más un poco de *wasabi*.

Pechuga de pollo Dijon

Dato fitness

La mostaza es una aliada cuando buscas estar en forma, pues es baja en calorías y es libre de azúcar. Ayuda a acelerar el metabolismo y su sabor es delicioso.

Ingredientes

- 240 g de pechuga de pollo crudo picado en tiras
- 4 cdas. de cebolla picada
- ½ diente de ajo machacado
- 4 cdas. de caldo de pollo o vegetales
- 2 cdtas. de aceite de oliva o aerosol antiadherente
- 2 cdtas. de mostaza Dijon

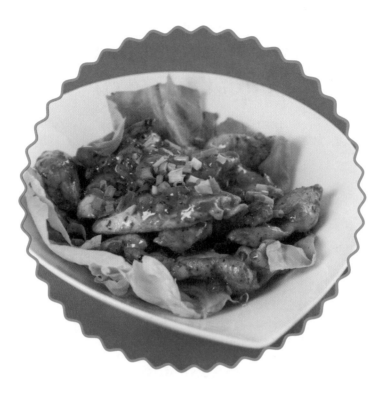

Preparación

1. Aplica aerosol en una sartén caliente. Agrega la cebolla por 5 minutos o hasta que se torne translúcida. Luego añade el ajo y cocina por 1 minuto más.

2. Condimenta el pollo con sal y pimienta y agrégalo a las cebollas con ajo. Saltea por aproximadamente 8 o 10 minutos.

3. Agrega el caldo, y con una cuchara de madera, raspa la sartén para desprender cualquier trozo de cebolla caramelizada que haya quedado adherida. Cocina hasta que el caldo reduzca a la mitad y agrega la mostaza.

Verduras y sopas
Coliflor al curry

(para almuerzos y cenas)

Dato fitness

El curry tiene propiedades antican-
cerígenas, pues contiene azafrán, que
desintoxica y es antibacterial. Esta receta
es baja en carbohidratos, alta en grasas
buenas y ayuda a controlar el apetito.

Ingredientes

- 1 cabeza de coliflor separada en flores medianas
- 2 cdtas. de polvo de curry
- 2 cdas. de aceite de oliva
- ½ taza de mantequilla de nueces mixtas
- ½ taza de almendras fileteadas
- Sal

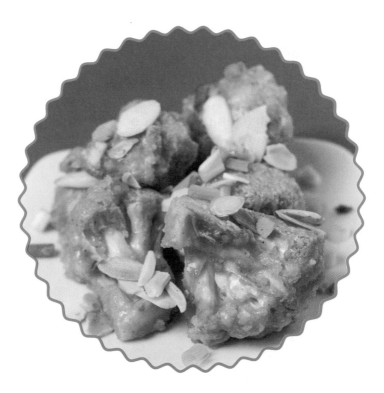

Preparación

1. Precalienta el horno a 175 °C.

2. Mezcla la mantequilla, el curry, el aceite de oliva y la sal.

3. Agrega la coliflor cruda junto con las almendras. Revuelve bien.

4. Distribuye en una bandeja y hornea en la parte superior del horno. Espera a que doren y voltéalas. El procedimiento toma alrededor de 10 minutos.

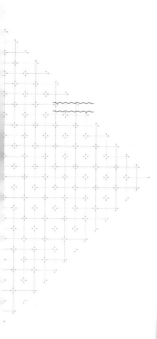

Puré de coliflor

(para almuerzos y cenas)

Dato fitness

Esta receta es muy baja en calorías, no llega a las 100. Es baja en carbohidratos y brinda sensación de saciedad.

Ingredientes

- 3 tazas de coliflor al vapor o hervida
- 3 tallos de poro en rueditas
- ¼ de taza de caldo de vegetales
- Aerosol antiadherente
- Sal marina
- Pimienta al gusto

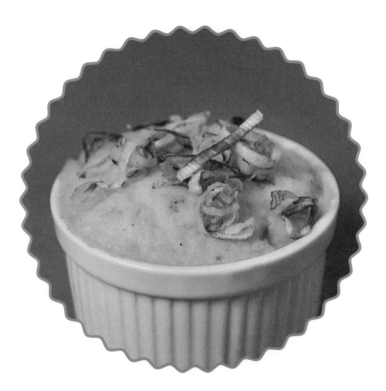

Preparación

1. Precalienta el horno a 190 °C.
2. Rocía la sartén con aerosol antiadherente y agrega el poro hasta que blanquee un poco.

3. Licúa el poro junto con la coliflor, el caldo, la sal y la pimienta. Si te gusta espeso, añade menos caldo.

4. Colócalo en un molde refractario y hornea hasta que dore.

Salsa de curry light

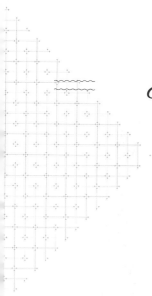

Dato fitness

Esta salsa es muy baja en calorías y grasas. Úsala con pollo, pescado, vegetales y sobre arroz integral o quinua.

Ingredientes

- 250 g de cebollas picadas
- 1 cdta. de ajo machacado
- 250 g de jitomate picado
- 1 cdta. de jengibre rallado
- 1 cdta. de comino
- 1 cdta. de curry en polvo
- 1 cdta. de azafrán en polvo
- 1 cda. de tomillo fresco picado
- 2 tazas de caldo de vegetales
- ½ cdta. de pimienta cayena
- 1 cda. de cilantro picado
- 2 cdas. de cebollín
- Sal
- Aerosol antiadherente

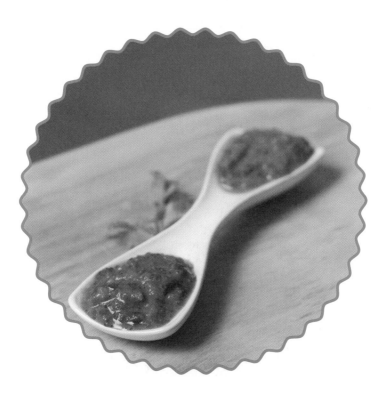

Preparación

1. Rocía un poco de aerosol antiadherente en una sartén caliente. Agrega las cebollas, el ajo, el jitomate y el jengibre, y saltea hasta que todo esté suave.

2. Agrega el comino, el curry, el azafrán y el tomillo. Cocina por 3 minutos.

3. Agrega el caldo de vegetales y reduce la temperatura. Deja que se cocine durante 20 minutos más.

4. Agrega la pimienta cayena, el cilantro y el cebollín.

Salsa de pimiento morrón rojo rostizado

Dato fitness

Esta salsa para untar es deliciosa, fresca y baja en calorías. Puedes comerla a cualquier hora.

Ingredientes

- 2 tazas de pimiento morrón rostizado
- 1 cda. de vinagre balsámico
- 2 cdtas. de mostaza *Dijon*
- 1 cda. de albahaca fresca
- Sal y pimienta

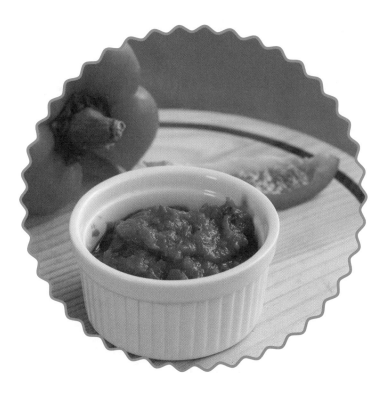

Preparación

1. Licúa todos los ingredientes por 2 minutos hasta obtener una mezcla homogénea.

2. Refrigera por 1 o 2 horas para que se intensifiquen los sabores.

Salsa de jitomate natural

Dato fitness

El jitomate cocido es altísimo en licopeno, un poderoso antioxidante. Esta receta es muy versátil: no sólo la puedes usar con pasta integral, también puedes añadirla a las milanesas de pollo, hongos al horno con un poco de queso de cabra o como salsa para unos vegetales rostizados.

Ingredientes

- 1 cda. de ajo machacado
- 2 cdas. de aceite de oliva
- 1 cebolla picada
- 1 lata (26 oz) de jitomates pelados
- 1 frasco (200 g) de pasta de jitomate
- 1 cdta. de orégano seco
- ⅓ de cdta. de pimienta de cayena
- 2 sobres de edulcorante cero calorías
- Sal y pimienta

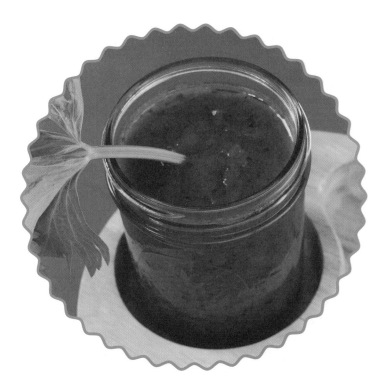

Preparación

1. Vierte el aceite de oliva en una sartén caliente. Saltea el ajo y las cebollas hasta que estén translúcidos. Para una receta más ligera, sustituye por aerosol anti-adherente de aceite de oliva.

2. Agrega los jitomates, la pasta de jitomates y las especias. Revuelve bien y deja que hierva. Tapa la sartén y cocina por 10 o 15 minutos más, a fuego lento. Agrega sal y pimienta al gusto.

Pimiento morrón relleno

(para almuerzos y cenas)

Dato fitness

El pimiento morrón es un vegetal bajo en calorías, alto en fibra y antioxidantes, y aporta 300 % de las recomendaciones de consumo diario de vitamina C. Si eres vegetariano, cambia el pollo por quinua cocida y guisada con las mismas verduras.

Ingredientes

- 2 tazas de pechuga de pollo hervida y desmenuzada
- 2 pimientos morrones amarillos o rojos
- ½ cebolla picada en cuadritos
- 2 tallos de poro picados
- ½ zanahoria rallada
- 1 diente de ajo machacado
- 2 cdas. de queso de cabra rallado (opcional)
- Aerosol antiadherente
- Sal y pimienta

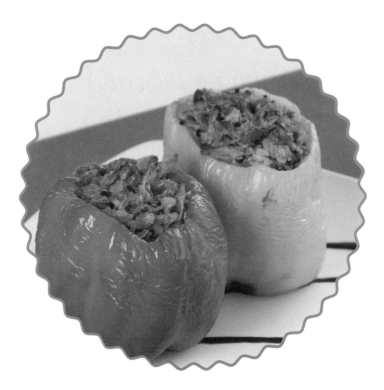

Preparación

1. Precalienta el horno a 190 °C.

2. Corta la parte superior de los pimientos morrones y retira las venas y semillas.

3. Añade aerosol antiadherente a una sartén caliente y saltea la cebolla, el poro, el ajo y la zanahoria.

4. Una vez que las verduras estén cocidas, agrega el pollo, la sal y la pimienta.

5. Rellena ambos pimientos morrones y coloca por encima el queso de cabra.

6. Colócalos en un molde refractario y hornea por 45 o 50 minutos, hasta que el pimiento morrón esté tierno.

Sopa de pescado y camarones

(para almuerzos y cenas)

Dato fitness

Esta sopa es una de mis recetas favoritas y la tomé de mi mamá. Es muy ligera, baja en grasas y carbohidratos.

Ingredientes

- 4 lts. de caldo de pescado
- 2 filetes grandes de pescado blanco (robalo o mero) cortados en cuadros
- 1 kilo de camarones grandes, pelados y crudos.
- 3 hojas de laurel.
- 2 latas (800 g) de jitomates pelados
- 2 cdas. de pasta de jitomate
- 1 y ½ taza de cebolla picada
- 1 diente de ajo pelado
- 1 tallo de poro picado

- 1 taza de zanahoria picada en cuadritos
- 1 taza de pimiento morrón rojo picado en cuadritos
- 1 y ½ taza de cebollín picado
- 300 g de champiñones rebanados
- ½ taza de cilantro picado
- 1 cdta. de páprika
- 1 cdta. de chile en polvo
- Sal y pimienta
- 1 taza de aguacate en trozos

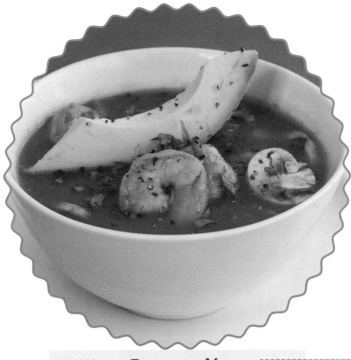

Preparación

1. Elabora el caldo de pescado en una olla grande. En 4 tazas de agua y durante 50 minutos, hierve la cabeza y el espinazo del pescado con el laurel, el ajo, trozos de poro, la zanahoria, ½ taza de cebolla, ½ taza de cebollín, un poco de sal y granos de pimienta. Cuela y listo.

2. Vierte el caldo en otra olla grande.

3. Tritura con un tenedor el contenido de las latas de jitomate, con la pasta de jitomate y las especias. Agrega a la olla.

4. Añade cebolla, pimiento morrón y cebollín. Deja hervir por 20 minutos.

5. Cuando el pimiento morrón se haya suavizado, agrega el pescado. Espera 10 minutos y añade los camarones los champiñones y el cilantro.

6. Tapa y cocina por 5 minutos más. Rectifica la sal y la pimienta.

7. Servir con trocitos de aguacate encima.

Camotes "fritos" horneados

(para almuerzos)

Dato fitness

El camote es, sin duda, uno de mis alimentos preferidos. Es un carbohidrato hipoalergénico, alto en fibra y en antioxidantes y bajo en índice glucémico. Evítalos de noche si estás a dieta para perder peso o consúmelos temprano.

Ingredientes

- 4 camotes medianos con piel muy bien lavados
- 1 cdta. de sal marina
- 1 cdta. de chile en polvo
- Pimienta molida
- Aerosol antiadherente

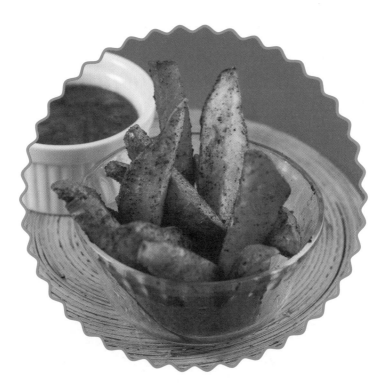

Preparación

1. Precalienta el horno a 175 °C.

2. Corta los camotes con todo y piel en palitos de 1 centímetro aproximadamente.

3. Coloca todos los pedazos en una bolsa plástica junto con la sal, la pimienta y el chile. Cierra y sacude bien.

4. Rocía aerosol antiadherente en una bandeja, distribuye bien los camotes. Hornea por 30 minutos.

Puré de camote

(para almuerzos)

Dato fitness

Este puré es una alternativa más balanceada que el puré de papas tradicional. Es importante que hornees los camotes en lugar de hervirlos, pues al cocinar un almidón en agua, su índice glucémico se eleva y genera una mayor respuesta de insulina.

Ingredientes

- 4 camotes medianos horneados
- 1 manzana pelada rallada
- 2 cdas. de leche de almendras
- ¼ de taza de cebollín picado
- Sal y pimienta

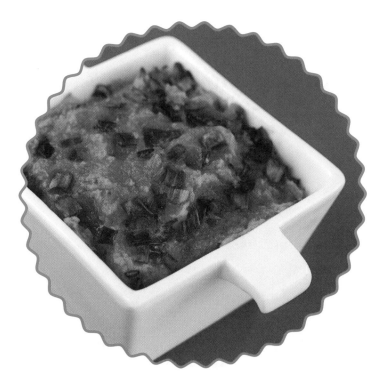

Preparación

1. Hornea los camotes enteros por 35 o 45 minutos a una temperatura de 190 °C.

2. Coloca la manzana rallada en el microondas durante 2 minutos.

3. Retira la piel de los camotes horneados.

4. En un plato hondo, aplasta los camotes junto con la manzana.

5. Agrega la leche de almendras y continúa mezclando hasta lograr una consistencia de puré.

6. Agrega sal, pimienta y, por último, el cebollín.

7. Coloca el puré en un molde refractario y hornea por aproximadamente 20 o 30 minutos.

Puré de papas rostizadas

(para almuerzos)

Dato fitness

Las papas son un carbohidrato complejo de alto índice glucémico, ideales para quienes buscan aumentar masa muscular en el entrenamiento. Son altas en vitamina C, un potente antioxidante.

Ingredientes

- 3 dientes de ajo enteros
- 2 cdas. de cebollín
- Un chorrito de aceite de oliva
- 4 papas peladas después de hornearlas
- 6 cdas. de caldo de vegetales
- Sal y pimienta molida

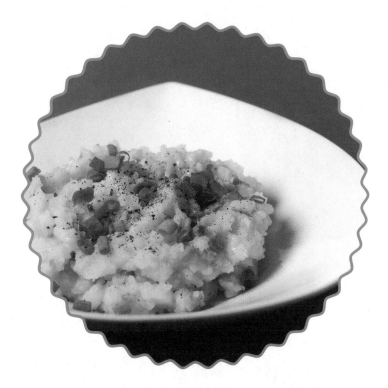

Preparación

1. Hornea las papas enteras durante 35 o 45 minutos, a una temperatura de 190 °C.

2. Coloca los ajos y el cebollín en una bandeja y esparce el aceite de oliva. Hornea por 20 minutos hasta que estén dorados y suaves. Retira del horno y deja enfriar.

3. Calienta el caldo hasta que hierva.

4. Aplasta las papas cocidas para formar el puré. Agrega los ajos y el cebollín.

5. Poco a poco, ve añadiendo el caldo hasta obtener consistencia de puré.

6. Agrega sal y pimienta.

7. Vacía la mezcla en un molde refractario y hornea hasta que dore por arriba.

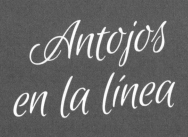

Antojos
en la línea

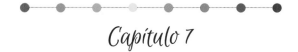

Capítulo 7

Meriendas y postres

Pastel de choco-café

Ingredientes

- 2 huevos
- 1 taza de edulcorante cero calorías granulado
- 100 g de chocolate derretido sin azúcar
- ¼ de taza de aceite de coco o de canola
- 1 taza de harina de coco
- 1 taza de harina de avena
- ¾ de taza de cacao en polvo
- 1 taza de café negro
- Aerosol antiadherente

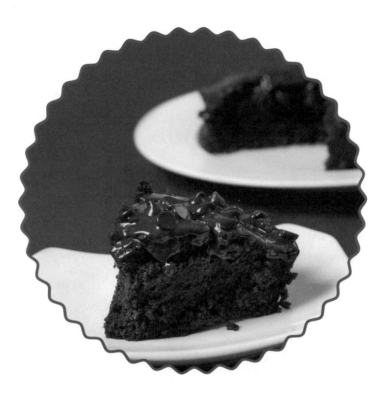

Preparación

1. Precalienta el horno a 175 °C.

2. Junta los ingredientes secos en un recipiente. Mezcla de forma envolvente.

3. Agrega los ingredientes líquidos uno por uno y mezcla bien.

4. Vacía la mezcla en un molde para pastel previamente engrasado con aerosol antiadherente.

5. Hornea por 40 minutos aproximadamente.

Galletas de choco-nuez

Dato fitness

La *Whey Protein* (o proteína lactosérica) contiene una gran cantidad de aminoácidos esenciales y tiene un importante valor biológico. Ayuda a regenerar masa muscular, acelera el metabolismo y controla el apetito. Utilizarla en lugar de harina en las recetas permite bajar considerablemente la cantidad de carbohidratos. Ideal para las meriendas pre y postentrenamiento.

Ingredientes

- 1 taza de mantequilla de cacahuate
- ½ taza de mantequilla de almendras
- 1 huevo
- 6 sobres de edulcorante cero calorías
- 2 medidas de *Whey Protein* de chocolate (o ½ taza de cacao en polvo)
- ½ taza de harina de almendras
- 2 cdas. de leche de almendras o agua

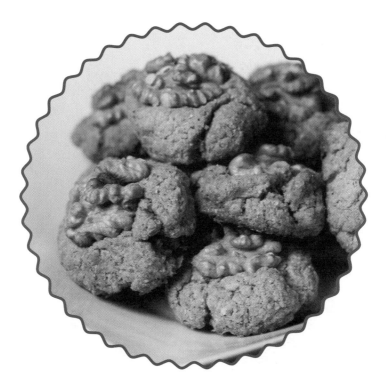

Preparación

1. Precalienta el horno a 175 °C.

2. Mezcla con una batidora las mantequillas de cacahuate y almendras con el huevo y el edulcorante.

3. Agrega la *Whey Protein* o el cacao, harina y leche de almendras o agua. Mezcla bien.

4. Forma bolitas con las manos. Colócalas en una bandeja para galletas.

5. Hornea por 15 o 20 minutos aproximadamente.

Meriendas y postres

Bolitas proteicas de calabaza

Dato fitness

La calabaza es alta en antioxidantes, potasio y fibra. Sus componentes permiten combatir la retención de líquido, controlar el apetito y prevenir enfermedades. Esta receta es una merienda perfecta por su contenido de grasas buenas, proteína y fibra.

Ingredientes

- 1 taza de calabaza horneada
- ⅓ de taza de mantequilla de cacahuate natural
- 1 cda. de leche de almendras o agua
- 2 cdtas. de canela en polvo
- 1 y ½ taza de harina de almendras
- 5 sobres de edulcorante cero calorías
- ½ taza de linaza molida
- 1 taza de *Whey Protein* con sabor a vainilla

Para la cubierta
- ½ taza de harina de almendras
- 2 sobres de edulcorante cero calorías
- 1 cdta. de canela

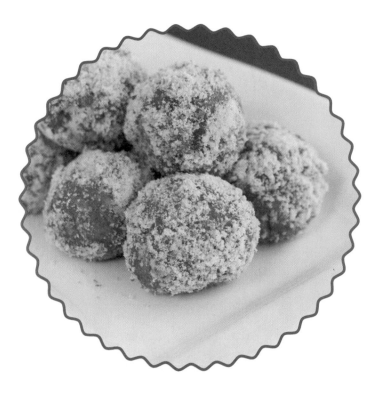

Preparación

1. Mezcla los ingredientes de la cubierta (1 y ½ taza de harina de almendras, 2 sobres de edulcorante y 1 cdta. de canela) y reserva.

2. Mezcla la calabaza con la mantequilla, la canela y el edulcorante restante.

3. Agrega la harina, la linaza, la *Whey Protein* y la leche de almendras. Revuelve bien.

4. Haz las bolitas y pásalas por la mezcla para la cubierta.

5. Refrigera por 30 minutos. Si no se consumen en el momento, mantener en el refrigerador.

Pastel de chocolate sin harina

(libre de gluten)

Dato fitness

Este pastel es una forma excelente de darte un gusto en las noches y es apta para personas intolerantes al gluten.

Ingredientes

- ½ taza de mantequilla de cacahuate derretida
- 200 g de chocolate sin azúcar derretido
- 3 huevos
- Un chorrito de vainilla
- ½ taza de cacao en polvo sin azúcar
- 1 cdta. de polvo para hornear
- ¾ de taza de edulcorante cero calorías granulado

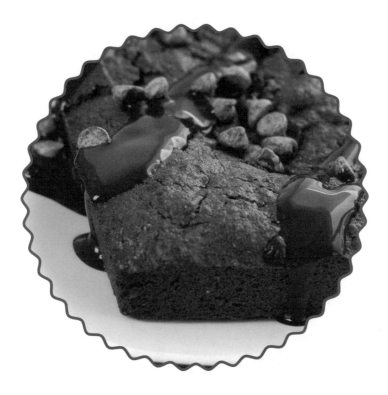

Preparación

1. Precalienta el horno a 175 °C.

2. Mezcla la mantequilla de cacahuate, el chocolate y el edulcorante.

3. Añade el cacao y el polvo para hornear. Luego los huevos y la vainilla. Revuelve bien.

4. Vierte la mezcla en un molde refractario rectangular.

5. Hornea durante 25 minutos.

6. Agrega el chocolate sin azúcar derretido por encima.

Pastel de cumpleaños light

(ideal para bebés de 6 a 12 meses, libre de gluten)

Dato fitness

Este pastel está libre de gluten, sacarosa y nueces y por eso resulta perfecta para el primer cumpleaños de un bebé.

Ingredientes

- 3 yemas de huevo (la clara podría producir alergias)
- 1 taza de fructosa o edulcorante granulado
- 1 chorrito de vainilla
- ⅓ de taza de aceite de canola
- 3 plátanos machacados
- 1 manzana rallada
- 1 taza de harina de arroz integral
- 1 taza de harina de quinua
- 1 taza de agua potable caliente
- 1 cdta. de polvo para hornear
- 1 cdta. de bicarbonato
- Aerosol antiadherente

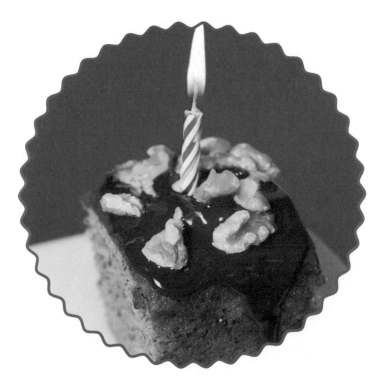

Preparación

1. Precalienta el horno a 175 °C.

2. Mezcla en un recipiente los ingredientes húmedos.

3. Agrega poco a poco los ingredientes secos.

4. Vierte la mezcla en un molde para pastel previamente engrasado con aerosol antiadherente.

5. Hornea por 40 minutos.

Meriendas y postres

Pastel de brownie

Dato fitness

Este pastel, además de ser rico, es muy saludable. El aceite de coco contiene ácido láurico, un tipo de grasa saturada muy beneficiosa que se encuentra en la semilla del coco. Este ayuda a bajar los niveles de colesterol, incide en la pérdida de grasa y mejora el funcionamiento de la tiroides.

Ingredientes

- 3 huevos
- 1 clara de huevo
- ⅓ de aceite de coco o canola
- 1 cda. de mantequilla de almendras
- ⅓ de taza de agua potable
- Un chorrito de vainilla
- 1 y ½ taza de edulcorante cero calorías
- 200 g de tableta de chocolate oscuro sin azúcar, derretido
- 1 taza de harina de coco, de almendras o de avena
- 1 cdta. de polvo para hornear
- ¾ de taza de cacao en polvo sin azúcar

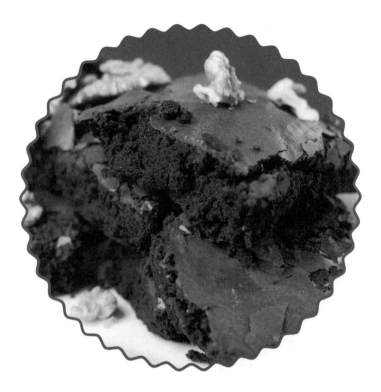

Preparación

1. Precalienta el horno a 175 °C.

2. En un recipiente, mezcla los huevos, el aceite, la mantequilla de almendras, el edulcorante y la vainilla.

3. Agrega todos los ingredientes secos y ve añadiendo agua mientras revuelves.

4. Vierte la mezcla en un molde cuadrado.

5. Hornea por 25 minutos.

Paleta helada de plátano

Ingredientes

- 4 plátanos medianos
- ⅔ de taza de mantequilla de cacahuate natural
- 250 g de chocolate sin azúcar derretido

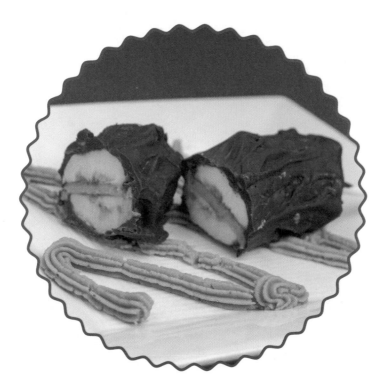

Preparación

1. Corta los plátanos por la mitad y a lo largo.

2. Úntales mantequilla de cacahuate. Une las dos mitades y colócales unos palitos de madera para la presentación de paleta.

3. Congela. Cuando se endurezcan, sumérgelos en el chocolate derretido. Vuelve a congelar.

Turrón de chocolate

Dato fitness

Comer un poco de chocolate oscuro ayuda a controlar los niveles de ansiedad, mejora el estado de ánimo y baja la tensión. Siempre debes buscar uno que contenga más de 60% de cacao. Mientras más alto el porcentaje de cacao, menos azúcar y grasa tiene.

Ingredientes

- 400 g de chocolate oscuro sin azúcar
- 2 cdas. de mantequilla de almendra natural
- 1 taza de nueces o avellanas tostadas y picadas

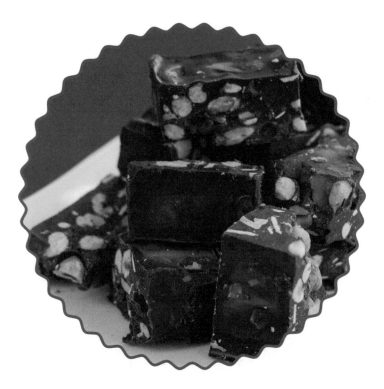

Preparación

1. Derrite en el microondas el chocolate en trozos junto a la mantequilla durante 2 minutos.

2. Revuelve bien y añade las nueces o avellanas.

3. Vierte la mezcla en un molde y refrigera en el congelador hasta que endurezca.

4. Corta el turrón en cuadrados de 4 por 4 centímetros aproximadamente y almacena en el refrigerador.

Pastel húmedo de plátano

Ingredientes

- 1 taza de avena cocida
- 3 medidas de *Whey Protein* sabor a vainilla
- 1 taza de harina de almendras
- 3 huevos
- 1 clara de huevo
- 2 plátanos
- 4 a 6 sobres de edulcorante cero calorías
- 1 cdta. de polvo para hornear
- 2 cdtas. de canela

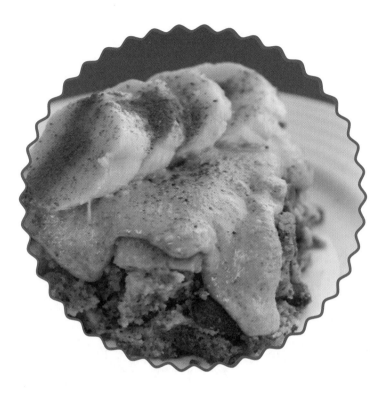

Preparación

1. Precalienta el horno a 175 °C.

2. Para cocer la avena, hierve en una olla ½ taza de avena en hojuelas más 1 taza de leche de almendras natural o agua y revuelve constantemente hasta que cobre espesor. Retira y deja enfriar.

3. Licúa la avena cocida con los huevos, la *Whey Protein*, el edulcorante, los plátanos, el agua y la canela.

4. Retira de la licuadora y en un recipiente agrega la harina de almendras y el polvo para hornear a la mezcla. Revuelve.

5. Vierte el contenido en un molde cuadrado de silicona y hornea durante 30 o 40 minutos aproximadamente.

Bolitas de almendras y chocolate

Dato fitness

Estas bolitas son ideales para controlar el apetito gracias a su contenido de grasa mono insaturada, la cual ayuda a controlar los niveles de insulina y glicemia. Come 2 o 3 de merienda.

Ingredientes

- ½ taza de mantequilla de almendras
- 1 cda. de miel o jarabe de maple sin azúcar
- ⅓ de taza de harina de almendras
- 1 cda. de linaza
- 1 cda. de cacao en polvo
- 1 cdta. de canela
- 2 sobres de edulcorante cero calorías
- 2 cdas. de agua

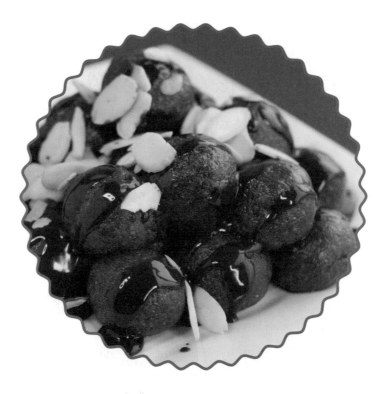

Preparación

1. Con una espátula, mezcla la mantequilla de almendras con la harina, la linaza, el cacao, el edulcorante y la canela.

2. Agrega la miel y el agua y mezcla bien.

3. Con tus manos moldea bolitas y refrigera por 2 horas antes de consumir. Reservar en el refrigerador.

Meriendas y postres

Helados de choco-proteína

> ## Dato fitness
> Estos helados son perfectos
> para merendar e ideales
> para complacer a los niños.

Ingredientes:

- 1 medida de *Whey Protein* sabor a chocolate
- 1 cda. de cacao en polvo sin azúcar
- 1 sobre de edulcorante cero calorías
- 8 mitades de nueces
- Un chorrito de agua

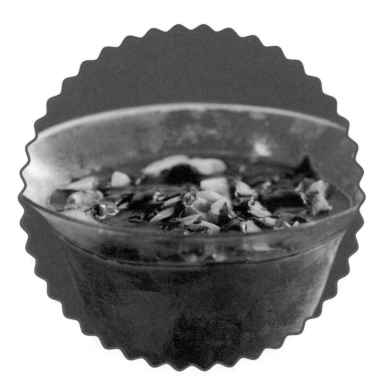

Preparación:

1. Mezcla todos los ingredientes secos en una taza.

2. Añade un chorrito de agua, suficiente para disolver la *Whey Protein* y unirla con el cacao. Mezcla hasta obtener la consistencia de un pudín.

3. Agrega las nueces picadas.

4. Congela hasta que endurezca.

Meriendas y postres

Barras de proteína

Ingredientes

- ½ taza de *Whey Protein*
- 1 y ⅓ de taza de mantequilla de cacahuate natural
- 4 cdas. de harina de almendras
- ⅓ de taza de cacao en polvo sin azúcar
- 1 cda. de linaza
- 2 sobres de edulcorante cero calorías
- Chorrito de agua
- 200 g de chocolate oscuro sin azúcar, derretido

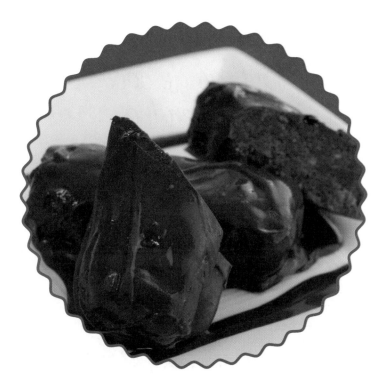

Preparación

1. En un procesador o licuadora licúa todos los ingredientes, excepto el chocolate derretido.

2. Haz barritas rectangulares con la mezcla.

3. Sumerge cada barra en el chocolate y congela hasta que endurezca.

Meriendas y postres

Bolitas de coco y almendra

Dato fitness

La harina de coco es una alternativa ligera y saludable para cocinar, pues es alta en fibra y tiene bajo índice glucémico. Aporta una textura esponjosa a los pasteles.

Ingredientes

- 1 medida de *Whey Protein* sabor a vainilla
- ½ taza de mantequilla de almendras
- ¼ de taza de coco rallado
- 3 cdas. de harina de coco o almendras
- 1 sobre de edulcorante cero calorías

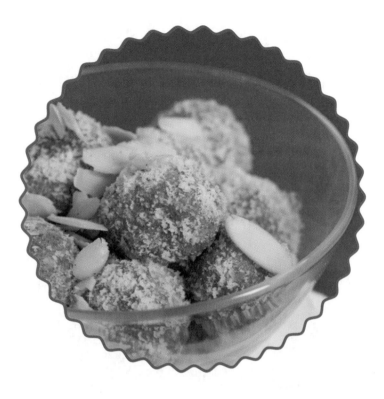

Preparación

1. Con una espátula, mezcla bien todos los ingredientes en un recipiente.

2. Haz bolitas y refrigera durante 2 horas antes de comer. Conserva en el refrigerador.

Panqué dulce de garbanzo

Ingredientes

- 2 tazas de garbanzos cocidos
- ¼ de taza de agua
- 1 sobre de edulcorante cero calorías
- 1 taza de harina de almendras
- 1 taza de harina de avena
- 1 cdta. de bicarbonato de sodio
- 1 cdta. de polvo para hornear
- ½ cdta. de sal
- 2 cdtas. de canela
- ¾ de taza de edulcorante cero calorías granulado
- ¾ de taza de mantequilla de cacahuate natural
- 2 huevos
- 1 plátano grande o 2 pequeños machacados
- 1 taza de calabaza cocida en puré
- Aerosol antiadherente

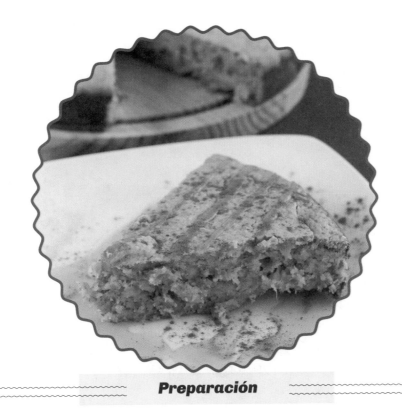

Preparación

1. Precalienta el horno a 175 °C.

2. En un procesador o licuadora, vierte los garbanzos con el agua y el sobre de edulcorante, hasta formar una especie de puré.

3. En un plato hondo, mezcla las harinas, canela, sal, polvo para hornear y bicarbonato.

4. En otro recipiente, mezcla con la batidora la mantequilla, el edulcorante granulado y poco a poco agrega los huevos, uno por uno. Cuando la mezcla esté homogénea, añade el puré de garbanzos, el plátano y la calabaza.

5. Con calma, agrega la mezcla de harinas y revuelve hasta combinar bien.

6. Vierte la mezcla en un molde para panqué previamente engrasado con aerosol antiadherente.

7. Hornea durante 60 minutos o hasta que, al introducir un cuchillo, este salga sin residuos de la mezcla.

Pastel de manzana y nuez

Ingredientes

- 2 manzanas picadas en cuadritos
- 1 taza de nueces picadas
- 1 taza de harina de almendras
- 1 taza de harina de coco o avena
- 2 cdtas. de polvo para hornear
- 1 cdta. de canela
- 1 taza de edulcorante cero calorías granulado
- 2 huevos
- ¼ de taza de aceite de coco o canola
- ½ taza de manzana en almíbar sin azúcar

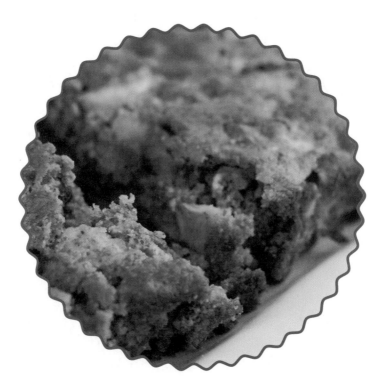

Preparación

1. Precalienta el horno a 190 °C.

2. Une en un plato hondo los ingredientes secos.

3. En otro recipiente, mezcla con batidora los huevos, el aceite y la manzana en almíbar.

4. Añade los ingredientes secos y revuelve bien.

5. Incorpora las manzanas y las nueces.

6. Vierte la mezcla en un molde previamente engrasado con aerosol antiadherente.

7. Espolvorea un poco de canela por encima.

8. Hornea durante 40 minutos.

Meriendas y postres

Galletas choco-chip light

Ingredientes

- 1 taza de mantequilla de cacahuate
- 2 tazas de edulcorante cero calorías granulado
- 2 huevos
- 1 cda. de vainilla
- 2 tazas de harina de almendras
- ¾ de taza de harina de avena
- 1 cda. de polvo para hornear
- 1 cda. de bicarbonato de sodio
- 500 g de chocolate oscuro sin azúcar, cortado en cuadritos
- Aerosol antiadherente

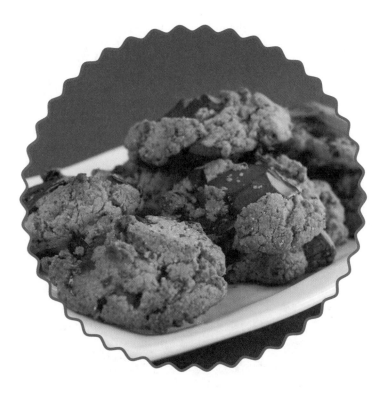

Preparación

1. Con una batidora, mezcla la mantequilla de cacahuate, los huevos, la vainilla y el edulcorante.

2. Incorpora las harinas, una taza a la vez, junto con el polvo para hornear y el bicarbonato.

3. Añade el chocolate, o también puedes cambiarlo por 1 taza de nueces picadas. Revuelve bien.

4. Coloca la mezcla en el congelador por aproximadamente 2 horas.

5. Precalienta el horno a 190 °C.

6. Con una cuchara, forma las galletas de forma rústica y distribúyelas en una bandeja rociada con aerosol antiadherente.

7. Hornea por 15 o 20 minutos aproximadamente.

Bolitas de almendra

Dato fitness

Estas bolitas son una merienda ideal.
Comes 2 o 3 y te ayudarán a satisfacer el
antojo de dulce. Podrías sustituir la harina
de almendras por *Whey Protein* y tendrás
unas bolitas proteicas.

Ingredientes

- ½ taza de mantequilla de almendras
- ¼ de taza de harina de almendras
- 1 cda. de linaza molida
- 3 sobres de edulcorante cero calorías
- 2 cdas. de agua potable

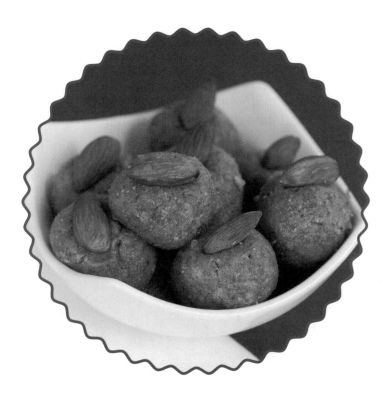

Preparación

1. Une todos los ingredientes con una espátula y mezcla bien.

2. Haz bolitas pequeñas y refrigera por 2 o 3 horas. Una vez listas, reserva en el refrigerador.

Pie de calabaza

(Libre de gluten y lácteos)

Dato fitness

Este pastel es delicioso y muy ligero, además de ser apto para personas intolerantes al gluten y a los lácteos.

Ingredientes

- ½ calabaza grande
- 2 huevos
- ¾ de taza de leche de almendras
- ¾ de taza de edulcorante cero calorías granulado
- 1 manzana en almíbar, de preferencia sin azúcar
- 2 cdtas. de canela
- 1 cdta. de nuez moscada

Para la base
- 2 cdas. de mantequilla de cacahuate natural
- 2 cdas. de harina de almendras
- ⅓ de taza de la nuez de tu preferencia

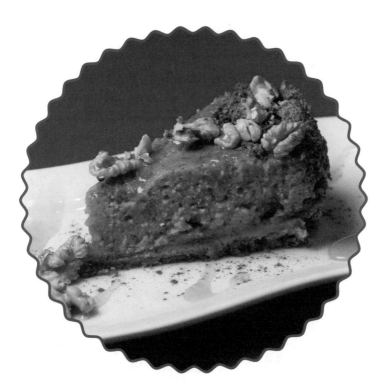

Preparación

1. Precalienta el horno a 230 °C.

2. Coloca la calabaza con la pulpa hacia abajo en una bandeja y hornea durante 60 minutos aproximadamente.

3. Prepara la base del *pie* procesando sus tres ingredientes. Debe quedar una masa compacta. Distribúyela en un molde para pasteles.

4. Licúa la calabaza horneada con el edulcorante, la leche, la canela, la nuez moscada y la manzana.

5. Agrega la mezcla a la base y hornea durante 15 minutos.

6. Baja la temperatura del horno a 175 °C y hornea por 45 minutos más.

7. Deja enfriar a temperatura ambiente y reserva en el refrigerador.

Crujiente de manzana superlight

Dato fitness

Este postre es suculento en sabor y rico en nutrientes. Es alto en antioxidantes, carbohidratos complejos y grasas buenas. Ideal para matar un antojo de dulce sin dejar de comer de manera saludable.

Ingredientes

Para la galleta

- 1 taza de avena en hojuelas
- ⅓ de taza de harina de coco
- ⅓ de taza de harina de almendras
- ¼ de taza de mantequilla de cacahuate derretida previamente durante 1 minuto en el microondas
- 2 cdtas. de canela
- 5 sobres de edulcorante cero calorías
- 1 taza de almendras tostadas o nueces picadas

Para el relleno

- 4 manzanas grandes rebanadas
- 1 cda. de mantequilla de cacahuate derretida previamente durante 20 segundos en el microondas
- 1 cdta. de canela
- 1 cda. de harina de almendras o avena
- 3 sobres de edulcorante cero calorías
- 1 chorrito de agua

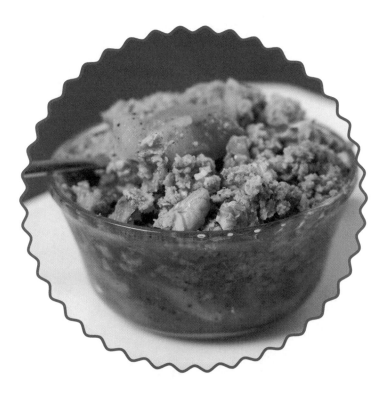

Preparación

1. Precalienta el horno a 350 °F.

2. Una vez que peles y rebanes las manzanas, colócalas en un recipiente hondo de vidrio y cocina en el microondas por 6 o 7 minutos.

3. Mezcla todos los ingredientes de la galleta o *crisp* con una espátula en un recipiente hondo. Si lo haces con las manos, obtienes mejor consistencia.

4. Retira las manzanas del microondas y agrega los ingredientes del relleno: mantequilla de cacahuate, canela, harina, edulcorante y agua. Revuelve bien.

5. Vierte el relleno en un recipiente cuadrado y esparce equitativamente.

6. Agrega por encima la mezcla de la galleta, bien distribuida.

7. Hornea durante 30 o 40 minutos, o hasta que la corteza dore.

Meriendas y postres

Crepas light

Dato fitness

¡Comer sano no es aburrido! Puedes rellenar estas crepas con mantequilla de cacahuate, rebanadas de plátano, yogur griego, fresas rebanadas o crema de cacao y avellanas, así como con ingredientes salados.

Ingredientes

- 1 huevo
- 1 clara de huevo
- ½ taza de leche de almendras
- ½ taza de harina de avena
- 1 cda. de aceite de coco o canola
- 1 chorrito de vainilla
- 2 sobres de edulcorante cero calorías

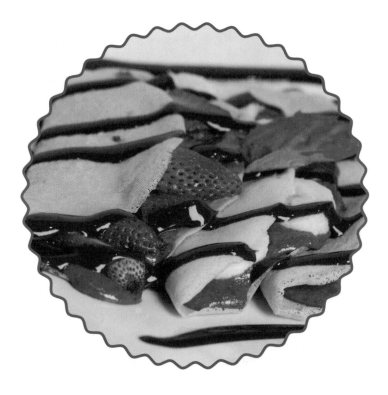

Preparación

1. Mezcla todos los ingredientes en la batidora durante 1 minuto.

2. Vierte una pequeña porción de la mezcla en una sartén antiadherente y procura que sea fina. Voltéala con mucho cuidado.

Crema de cacao y avellanas light

Dato fitness

No hay por qué comer aburrido al comer sano. Esta crema tiene un increíble sabor, es rica en grasas buenas y contiene cacao, que mejora el estado de ánimo al estimular la producción de serotonina.

Ingredientes

- 300 g de avellanas tostadas
- 1 cda. de cacao
- 4 sobres de edulcorante cero calorías

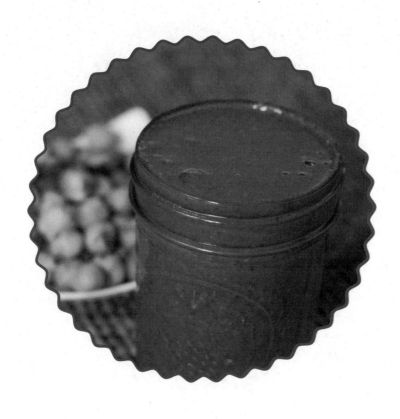

Preparación

1. Licúa todos los ingredientes hasta obtener una consistencia cremosa.

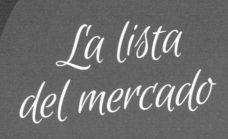

La lista
del mercado

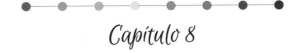

Capítulo 8

Bonustracks

Lista de mercado
fit y saludable

Aquí encontrarás todo lo que necesitas para llevar un estilo de vida *fitness*. Esta guía de alimentos te servirá para planear antes de ir al supermercado y así evitarás comprar productos por antojo o inercia.

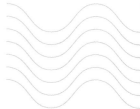

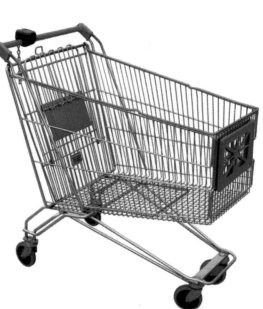

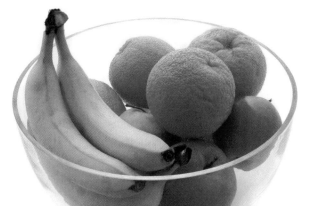

Carbohidratos

Avena

Arroz integral

Quinua

Granos

Pasta integral

Harina de maíz precocida

Galletas de arroz integral inflado

Frutas

Camote

Plátano no muy maduro

Papa

Proteínas

Pechuga de pollo

Lomo de res

Lomo de cerdo

Pescado blanco

Salmón

Camarones

Atún en agua

Sardinas en aceite de oliva

Huevos

Whey Protein

Yogur griego

Grasas

Aguacate
Aceite de oliva
Aceite de coco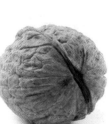
Almendras
Cacahuates
Nueces
Avellanas
Aceite de canola
Mantequilla de cacahuate
o de almendras natural
Aceitunas
Linaza molida
Chía

Vegetales

Lechuga
Espinaca
Apio
Pepino
Jitomate
Alfalfa
Cebolla
Poro
Ajo
Pimiento morrón
Calabacitas
Brócoli
Coliflor
Ejotes

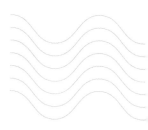

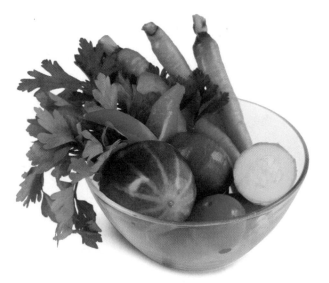

Hongos
Cebollín
Cilantro
Calabaza
Zanahoria
Repollo
Alcachofa
Chayote
Acelga
Berenjena
Espárragos

Condimentos
Sal marina
Pimienta
Ajo en polvo
Páprika
Chile en polvo
Cebolla en polvo
Mix de hierbas italianas
Romero
Tomillo
Comino
Azafrán
Curry
Pimienta cayena
Canela
Nuez moscada
Cacao

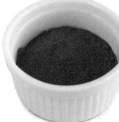
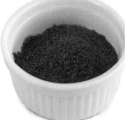

Otros

Té verde

Té blanco

Té negro

Agua

Café

Leche de almendras sin azúcar

Chicle sin azúcar

Gelatina sin azúcar

Edulcorante cero calorías preferiblemente

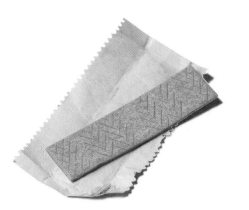

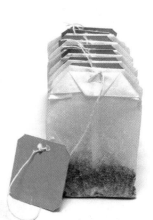

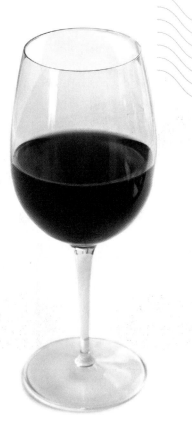

Algas tipo *nori*
Jitomate seco
Palmitos
Vino tinto
Chocolate oscuro con más de 60% de cacao
Harina de almendras
Harina de coco
Jarabe de maple sin azúcar

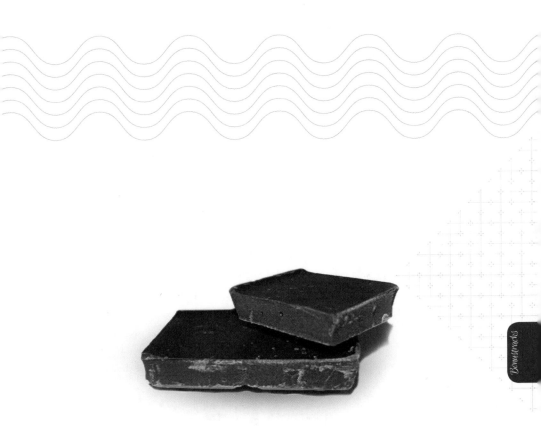

Cómo entender la información nutricional de las etiquetas de los productos

• Fíjate en el tamaño de la ración y en la cantidad de raciones por empaque. Por ejemplo, la ración indica 20 g y dice que tiene 100 calorías, pero en el empaque vienen 5 raciones, así que son 500 calorías por todo.

• Observa las calorías y recuerda que los carbohidratos y proteínas aportan 4 calorías por gramo y las grasas aportan 9 calorías por gramo. Si lo que vas a consumir es una merienda, trata de limitarte a 250 calorías.

• No pases por alto el índice de sodio. Evita cualquier cosa que tenga más de 150 g de sodio por porción. Cada gramo de sodio retiene 5 g de agua y provoca celulitis, hinchazón, tensión alta e interfiere con la pérdida de grasa. Refrescos *light*, jugos de sobre, jamón de pavo, enlatados y barritas son algunos productos con alto contenido de sodio.

• Vigila las grasas saturadas. El adulto promedio no debería comer más de 20 g de estas grasas al día. Al comprar, procura que el producto tenga menos de 5 g de grasa saturada. Excepto el aceite de coco, que es pura grasa saturada, pero beneficiosa.

• Las grasas *trans* son peligrosas y no deberían estar en ningún producto que consumas. Pueden aparecer en la etiqueta como "aceite vegetal hidrogenado" o "aceite vegetal parcialmente hidrogenado".

• Revisa también el indicativo de colesterol. Si padeces del corazón, consume menos de 300 mg al día.

• Los carbohidratos siempre están compuestos por fibra y azúcar. Para que un alimento se considere sano, el azúcar debe ser menor de 6 g y la fibra mayor a 4 g. Cuando el azúcar es de 5 g o más, la secreción de insulina es mayor y evita que quemes grasa. Siempre debes restarle el índice de fibra al total de carbohidratos que te muestre la etiqueta, y

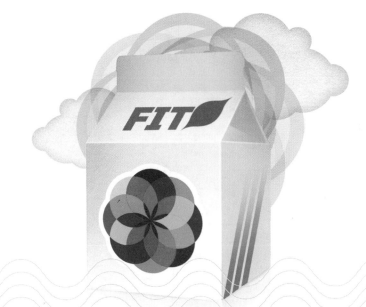

así obtendrás el carbohidrato neto que estás consumiendo.

• El mismo proceso aplica para restarle los polialcoholes (sorbitol, mannitol, xylitol, maltitol, erythritol, etc.) al número total de carbohidratos. Modéralos porque en exceso podrían elevar la insulina y causar molestia estomacal.

• Lee la etiqueta de ingredientes. El primero que aparece es el que tiene mayor proporción en el alimento, y así sigue. Procura que los panes integrales tengan como primer ingrediente la harina integral de trigo y no harina de trigo. No consumas nada que tenga jarabe de maíz o sirope de maíz alto en fructosa, pues estos son más dañinos que el azúcar refinado.

• Evita que el producto tenga aceites vegetales hidrogenados (margarina).

Índice de recetas

Demostraciones